Was sagt unsere Sprache über uns aus?

Psychotherapiewissenschaft in Forschung, Profession und Kultur

Schriftenreihe der Sigmund-Freud-Privatuniversität Wien

Herausgegeben von Bernd Rieken

Band 45

Die Sigmund Freud Privatuniversität in Wien ist die erste akademische Lehrstätte, an der die Ausbildung zum Psychotherapeuten integraler Bestandteil eines eigenen wissenschaftlichen Studiums ist. Durch das Studium der Psychotherapiewissenschaft (PTW) wird dem Umstand Rechnung getragen, dass Psychotherapie eine hoch professionelle Tätigkeit ist, die – wie andere hoch professionelle Tätigkeiten auch – neben einer praktischen Ausbildung eines eigenen akademischen Studiums bedarf. Das hat zur Konsequenz, dass die wissenschaftliche Beschäftigung mit ihr nicht mehr ausschließlich den Nachbardisziplinen Psychiatrie und Klinische Psychologie mit ihrer nomologischen Orientierung obliegt, sodass die PTW als eigene Disziplin an Konturen gewinnen kann.

Vor diesem Hintergrund wird die Titelwahl der wissenschaftlichen Reihe transparent: Es soll nicht nur die Kluft, welche zwischen Psychotherapieforschung und Profession besteht, verringert, sondern auch dem Umstand Rechnung getragen werden, dass man der Komplexität des Gegenstands am ehesten dann gerecht wird, wenn neben den üblichen Zugängen der Human- und Naturwissenschaften auch Methoden und/oder Fragestellungen aus dem Bereich der Kultur-, Sozial- und Geisteswissenschaften Berücksichtigung finden.

Max Leibetseder,
Christoph Atteneder

Was sagt unsere Sprache über uns aus?

Algorithmen zur Analyse emotionaler und sozialer Intelligenz

Ein Manual

Waxmann 2025
Münster • New York

Bibliografische Informationen der Deutschen Nationalbibliothek
Die Deutsche Nationalbibliothek verzeichnet diese Publikation in der Deutschen Nationalbibliografie; detaillierte bibliografische Daten sind im Internet über http://dnb.dnb.de abrufbar.

Psychotherapiewissenschaft in Forschung, Profession und Kultur, Band 45

ISSN 2192-2233
Print-ISBN 978-3-8309-4935-0
E-Book-ISBN 978-3-8309-9935-5

Steinfurter Straße 555, 48159 Münster

www.waxmann.com
info@waxmann.com

Umschlagdesign: Anne Breitenbach, Münster
Umschlagabbildung: © Vex Ryder | shutterstock.com
Satz: Roger Stoddart, Münster
Druck: CPI books GmbH, Leck

Gedruckt auf alterungsbeständigem Papier, säurefrei gemäß ISO 9706

MIX
Papier aus verantwortungsvollen Quellen
FSC www.fsc.org FSC® C083411

Klimaschutz-Beitrag First Climate.com 2025 CO₂-Zertifikate

Printed in Germany

Inhalt

1. Einführung – Algorithmen zur Analyse relevanter Sprachinhalte

In diesem Buch werden Möglichkeiten zur Analyse relevanter Sprachinhalte hinsichtlich der Konstrukte emotionaler (Mayer et al., 2000) und sozialer Intelligenz (Sternberg, 1998, 2000) autobiographischer Erinnerungen dargestellt.

Personale Intelligenz ist in zwei Domänen fundiert: in einer Domäne der emotionalen und in einer Domäne der sozialen Kompetenz.

- Emotionale Intelligenz (vgl. Mayer et al., 2000) umfasst
  a. Die Wahrnehmung und Beschreibung affektiver Reaktionen.
  b. Die Kategorisierung wahrgenommener Reaktionsmuster.
  c. Die von Empathie geleitete Erklärung der affektiven Zustände.
  d. Die Regulation von deren Ausprägungen.
- Die soziale Intelligenz (Sternberg, 1998, 2000) umfasst die Fähigkeit, interpersonale Balancen zu finden und Inkonsistenzen einem Kompromiss zuzuführen.
  a. Diese Lösungsansätze gründen sich auf Entscheidungsprozesse.
     a. Die Prioritäten anderer Personen müssen wahrgenommen werden.
     b. Die Mindestbedingungen anderer Personen müssen erschlossen werden können.
     c. Das Gleichgewicht muss sich in einem allgemein akzeptablen Rahmen einordnen lassen.
  b. Daraus ergeben sich zwei Formen der Gerechtigkeit:
     a. Fairness oder prozedurale Gerechtigkeit als Basis der Verhandlungen.
     b. Die distributive Gerechtigkeit als prinzipielles Paradigma der Verteilung der Gewinne und Verluste.
  c. Der Bruch des Vertrauens und der Gerechtigkeit kann vergeben werden, beruhend auf Reue und Wiedergutmachung.

Der hier beschriebene Ansatz (Leibetseder, 2001; Leibetseder & Fink, 2012; Leibetseder & Wedenig, 2006; Leibetseder et al., 2016) intendiert diese beiden Konzepte zu operationalisieren. Die Operationalisierung intendiert sprachliche Protokolle über autobiographische Erinnerungen zu analysieren.

Die Analyse soll die Identifizierung der Konstrukte bzw. Kategorien der emotionalen und sozialen Kompetenz ergeben. Dabei sind zu differenzieren (Kuckartz & Rädiker, 2022, S. 61f.):

a. eine lineare Liste,
b. ein hierarchisches Kodierungssystem und
c. eine Netzwerkstruktur.

Charakteristiken des hierarchischen Kodierungssystems sind übergeordnete bzw. untergeordnete Relationen zwischen den Kategorien. Netzwerksysteme repräsentieren die Interdependenz zwischen den Kategorien.

Der Ansatz basiert auf den Sprachspielen von Wittgenstein (1975). Sprachspiele sind Variationen der instrumentellen Verwendung von Begriffen und Sätzen – oder anders formuliert: „Die Grenzen *meiner Sprache* bedeuten die Grenzen meiner Welt" (Wittgenstein, 1988, S. 99, These 5.6). Sprachspiele konstituieren unsere Identität und sind im autobiographischen Gedächtnis gespeichert.

> „Das Wort ‚Sprach*spiel*' soll hier hervorheben, dass das Sprechen der Sprache ein Teil ist einer Tätigkeit, oder einer Lebensform. Führe dir die Mannigfaltigkeit der Sprachspiele an diesen Beispielen vor Augen:
> Befehlen, und nach Befehlen handeln …
> Über den Hergang Vermutungen anstellen …
> Bitten, Danken, Fluchen, Grüßen, Beten." (Wittgenstein, 1975, S. 28f.)

Weitere Variationen der instrumentellen Verwendung von Begriffen ergeben sich aus den Kombinationen mit unterschiedlichen Morphemen. Ein Beispiel: lachen, be-lachen, be-läch-eln, aus-lachen, an-lachen, mit-lachen etc. Jeder dieser Begriffe hat eine andere kommunikative Bedeutung, denn jede begriffliche Variation erfordert eine andere behaviorale Umsetzung und beinhaltet eine andere Implikatur.

Das Problem ist also gewissermaßen ein Puzzle: Welche Inhalte „stecken" in einem Text?

> Nehmen wir das Wort „auslachen". Wir erwarten, wenn wir dieses Wort hören, die Gegenwart mindestens zweier Personen (eine, die auslacht, und eine, die ausgelacht wird). Wir erwarten außerdem, dass die Person, die auslacht, bei der Person, die ausgelacht wird, eine Eigenschaft oder ein (vergangenes, gegenwärtiges oder künftiges) Verhalten wahrnimmt oder annimmt. Wir erwarten, dass sie diese Eigenschaft oder dieses Verhalten nicht bzw. geringschätzt. Wir vernehmen, dass sie darüber lacht. Ihr Lachen enthält Heiterkeit und Spott. Spott ist Abwertung. Heiterkeit ist gute Laune. Abwertung ist ein Vergleich mit einem Standard und gleichzeitig eine Unterordnung unter diesen Standard. Die Unterordnung unter einen Standard bedeutet die Demonstration eines Fehlers. Einen Fehler demonstriert zu bekommen, bedeutet Peinlichkeit und Scham. Gute Laune könnte wegen oder trotz des Spottes gegeben sein.
>
> „Auslachen" selbst ist ein wahrnehmbares Verhalten. Es bedeutet damit, sich selbst als eine Person darzustellen, die Fehler erkennt und korrigiert und die Peinlichkeit für die andere Person beabsichtigt oder in Kauf nimmt.

Wir haben mit dem Begriff „auslachen“ mehrere Konflikte vor uns:

1. einen inneren Konflikt, nämlich eine Verheimlichungstendenz der ausgelachten Person
   a. „das sollte nicht ans Tageslicht kommen“,
   b. „ich habe etwas an mir, das nicht publik werden sollte“.

2. einen zwischenmenschlichen Konflikt mit der auslachenden Person.
   a. Sie sorgt für eine negative Konsequenz.
   b. Sie ist mächtiger.
   c. Sie nutzt die Macht aus.

Wir haben mit dem Begriff „auslachen“ in mehrfacher Hinsicht einen Gewinn für die auslachende Person vor uns:

a. Sie ist in der Lage, einen Fehler zu erkennen.
b. Sie demonstriert sich als kritisch.
c. Sie ist mächtiger als die andere Person.
d. Sie ist sicher und nicht angreifbar, weil sie ja „einen Spaß macht“.
e. Sie empfindet oder demonstriert bei Abwertung gute Laune. Abwertung und Fröhlichkeit sind inkonsistent und müssen erst in eine konsistente Beziehung zueinander gebracht werden.

Protokolle über Prozesse des Sprechens, Denkens, Erinnerns, des Erwartens, des Planens und Entscheidens, des Bewertens, Fühlens und der in ihnen enthaltenen Begriffe sollen durch einen linguistischen Leitfaden systematisch analysiert werden. Die Analysen mit diesem Leitfaden streben Objektivität an.

2. Aufbau des Leitfadens

Der Aufbau des Leitfadens (Langer, 2004; Popping, 2000, S. 163ff.; Schiehlen & Klabunde, 2004) für eine linguistische Analyse von therapierelevanten Gesprächen umfasst die Identifizierung der Sätze/Segmente, von Episoden sowie eine Analyse der Worte, des Kontextes und der Geschichtengrammatik, die von uns in weiterer Folge in strukturanalytische und inhaltsanalytische Teilbereiche zusammengefasst werden. Diese Teilbereiche können je nach Fragestellung optional bearbeitet werden. Die Strukturanalyse beinhaltet dabei die Identifikation der Sätze/Segmente und deren Relationen, die Definition der Episoden und Passagen sowie deren konditionale Zusammenhänge. Nach erfolgter Strukturanalyse können im Rahmen der Inhaltsanalyse die Konstituenten der Konstrukte und Konzepte mit Hilfe der Bottom-Up-Analyse der jeweiligen Sätze/Segmente, der Thema-Rhema-Analyse (Brinker, 2010) sowie entweder alternativ oder in Form einer überprüfenden Top-Down-Analyse (Marslen-Wilson & Welsh, 1978; Wallbott & Ricci-Bitti, 1993) identifiziert werden. Diese Methoden können je nach Fragestellung wieder separat oder in Kombination durchgeführt werden. Bottom-Up- und Top-Down-Konzeptionen entsprechen der Mikrostruktur und Makrostruktur in linguistischen Kontexten (Kintsch, 1998). Die durch die inhaltsanalytischen Algorithmen identifizierten Merkmale und Konstrukte können als theoriegeleitete Grundlage für eine qualitative Inhaltsanalyse nach Kuckartz & Rädiker (2022) verwendet werden.

Es bietet sich an, die zuvor genannten Punkte für eine umfassende Analyse in folgende Ablaufstruktur zu bringen:

1. Strukturanalyse:
a. Identifikation der Sätze/Segmente,
b. Analyse der Satz-/Segmentrelationen,
c. Identifikation von Episoden aus den Satz-/Segmentrelationen,
d. Analyse der konditionalen Relationen der Episoden,
e. Identifikation separater Passagen in Form von separaten Handlungssträngen im jeweiligen Protokoll,
f. Analyse der konditionalen Relationen der Passagen.

2. Inhalts-/Content-Analyse:
a. Bottom-Up-Analyse einzelner Sätze/Segmente sowie Episoden,
b. Thema-Rhema-Analyse (Brinker, 2010),
c. Top-Down-Analyse des gesamten Protokolls,
d. Zuordnung der gewonnenen Informationen zu den jeweiligen Konstrukten der sozialen und emotionale Intelligenz,
e. Qualitative Inhaltsanalyse anhand der identifizierten Konstrukte/Merkmale.

Die nun folgenden Darlegungen beziehen sich u. a. auf Helbig (2008; vgl. Leibetseder & Wedenig, 2006).

3. Die Analyseinstrumente – Strukturanalyse

Die Strukturanalyse sieht die Aufbereitung des Protokolls in Sätze/Segmente, Episoden und Passagen vor.

3.1 Definition der Sätze/Segmente

Ein *Satz/Segment* besteht aus einem Thema und einem Rhema (Brinker, 2010) und wird als These bezeichnet.

Das *Thema* ist jener Begriff, auf den sich eine Aussage bezieht. Über das Thema wird etwas ausgesagt (z. B. „X"), die Aussage über das Thema wird Subjektrelation genannt.

Das *Rhema* ist der Inhalt der Aussage (z. B. „läuft über eine Wiese") und besteht aus Verbum und Objektrelation (zeitlich oder räumlich).

Jedes Verbum markiert einen neuen Satz/ein neues Segment. Ein Verbum kann auch per se bereits ein Segment repräsentieren, wenn Relationen von vorhergegangen Sätzen/Segmenten implizit, aber denknotwendig darauf bezogen werden (z. B. ich lachte, sprang vor Freude in die Luft). Zwei Verben können als separate Segmente fungieren, wenn das zweite Verbum dem ersten gegenüber eine neue (nicht denknotwendigerweise implizite) Information repräsentiert (z. B. ohne kündigen/zu müssen).

Ein Satz/Segment kann auch dadurch gekennzeichnet sein, dass er/es kein Verbum beinhaltet, wobei das Verbum aber dem vorhergegangenen Satz/Segment denknotwenig geschlussfolgert werden kann. Auslassungen notwendiger Inhalte (Thema oder Rhema) aufgrund von kognitiven Fehlleistungen können durch den/die Untersucher:in gedanklich komplettiert werden.

Hauptwörtlich gebrauchte Verben gelten als Substantiva, sofern sie sich auf globale Verben (z. B. helfen – Hilfe, innere Zustände, …) und nicht auf konkret beobachtbare Verben beziehen (z. B. der Rest war dann nach der Aussprache mit dem Vater überhaupt kein Thema mehr → der Rest war (…) überhaupt kein Thema mehr; [nach der Aussprache]).

Tabelle 1: Beispiel für Identifizierung von Sätzen/Segmenten

Nr.	Satz/Segment
1	Nachdem ich in dem Job eigentlich nie wirklich Fuß fassen konnte
2	und die Unzufriedenheit rasch deutlich zugenommen hat,
3	ahm, es mir wirklich schon nicht mehr gut gegangen ist,
4	hab' ich mich irgendwann entscheiden
5	Müssen,
6	wie es weitergeht.
7	Einerseits hat mich mein Vater in die Firma gebracht,
8	ahm, er auch mit seiner Person sozusagen für mich gebürgt,
9	andererseits habe ich das Klima dann dort überhaupt nicht ausgehalten.
10	Jetzt bin ich natürlich vor dem Konflikt gestanden,
11	dass ich einerseits natürlich nicht meinen Vater bloßstellen
12	wollte,
13	er hat mich ja auch gegen andere Bewerber durchgeboxt,
14	wie schaut denn das aus,
15	wenn ich jetzt nach 5 Monaten wieder gehe?
16	Andererseits war es so,
17	dass ich jeden Tag ungerner hingegangen bin,
18	ja, sich in mir schon alles sträubte.

3.2 Definition der Satz-/Segmentrelationen und Episoden

Eine **Episode** besteht aus mehr als einem Satz/Segment. Der erste Satz/Das erste Segment der jeweiligen Episode wird als These, die weiteren Sätze/Segmente werden als Bezugsthesen bezeichnet. These und Bezugsthesen oder die Bezugsthesen ihrerseits stehen zueinander in Beziehung (Omanson, 1982; Kintsch, 1988; Kintsch & van Dijk 1978; Graesser et al., 1994; Trabasso et al., 1989). Eine Beziehung von Sätzen/Segmenten wird durch folgende Kriterien definiert und im Rahmen der Satz-/Segmentrelationen dargestellt.

Die Regeln für die Identifikation der Satz-/Segmentrelationen lauten:

- In der Subjekt–Objektrelation (= Thema) werden entweder der/die Protagonist:in oder der/die Rezipient:in genannt, oder
- in der Subjektrelation wird Person A und in der Objektrelation (= Thema) wird Person B genannt oder umgekehrt, und
- das Verhalten oder der Zustand einer Person wird genannt und aufgezählt, und/oder
- die Repräsentation einer Person durch diese selbst oder durch eine andere Person werden genannt, und /oder

- die Bewertung des Verhaltens dieser Person durch sie oder durch eine andere Person wird genannt, und
- eine Begründung oder Rechtfertigung wird erwähnt.
  Dies dann, wenn die Verhaltensweisen, Entscheidungen und Zustände in einem Bedingungs-Folge-Zusammenhang stehen und gemeinsame Angaben hinsichtlich
  - des Ortes oder
  - der Zeit bei
  - instrumentellen Relationen (womit wodurch)
  - finalen Relationen (weswegen)
  - Relativsätzen
  - Reflexivpronomina

  beinhalten.
- Zusammenhänge durch
  - Konnektive, welche Sätze oder Satzteile unmittelbar miteinander verknüpfen (z. B. deshalb, dann, somit, Ursachen-Folge-Beziehungen etc.).
  - Vergleiche durch Äquivalenzen oder Positivrelationen, Komparativrelationen, Gegensatzpaare, Unterschiedlichkeiten.
  - Counterfactuals/Eventualitäten (hätte ich; hätte ich doch nicht ...) und
  - Unterordnung von Satzteilen durch
    - Spezifikationen und nähere Kennzeichnungen einer Aktion bzw. einer Person oder
    - Instanziierungen eines Schemas
  - semantische Oberbegriffe für Passagen und Episoden
  - argumentative Wiederholungen und Zitate
- „Eine Episode ist **beendet,** wenn eine Beschreibung oder eine Erklärung gewechselt wird ohne Kohärenzkriterien wie Konjunktionen („aber“, „und“) oder eine andere Situation, Person oder ein anderer Zustand ohne konditionale Relation, Komparative, Elementrelationen bzw. Ober/Unterbegriffsrelationen genannt wird oder nachdem eine Konsekutivrelation genannt wurde.
- Episoden stellen unterschiedliche Handlungssequenzen im Protokoll dar“ (vgl. Leibetseder & Pazooki, 2022, S. 87).

Tabelle 2: Beispiel für Identifikation und Darstellung der Satz-/Segmentrelationen anhand der weiter oben dargestellten Sätze/Segmente

Sätze/Segmente mal Sätze/Segmente		
Satz/Segment = These	Verglichen mit Satz/Segment = Bezugsthese	Verglichen mit Satz/Segment = Bezugsthese
1		
	2	
	3	
	4	
		5
	6	
7		
	8	
	9	
10		
	11	
		12
	13	
		14
		15
	16	
		17
		18

Die jeweiligen Episoden können anhand der Satz-/Segmentrelationen (Leibetseder, 2023a, S. 60 und S. 65) einfach identifiziert werden. Jede These markiert den Beginn einer neuen Episode.

Tabelle 3: Beispiel für Zuordnung von Sätzen/Segmenten zu Episoden

Episode Nr.	**bestehend aus Satz/Segment Nr.**
1	1–6
2	7–9
3	10–18

Die Episoden können dann jeweils wieder hinsichtlich ihres konditionalen Zusammenhanges analysiert werden. Unter „bedingt" werden die „Wenn-Dann"-Zusammenhänge sowie Zusammenhänge durch Konjunktionen der jeweiligen Episoden codiert.

Isolierte Sätze/Segmente können auch einer semantischen Analyse und einer wahrscheinlichkeitstheoretischen Quantifizierung unterzogen werden.

3.3 Definition der Passagen

Eine **Passage** besteht aus **inhaltlich und zeitlich zusammengehörigen Episoden**, die für sich wieder eine eigene Handlungssequenz oder ein eigenes Handlungsmuster bilden. Die Kriterien für die Definition von Passagen sind denen der Episodendefinition äquivalent. Die Kohärenz der Passagen entspricht der Geschichtengrammatik.

Tabelle 4: Beispiel für Darstellung der definierten Passagen

Passage Nr.	bestehend aus Episoden Nr.
1	1–3
2	4, 8, 9, 15, 16
3	10–14

Die Passagen können dann jeweils wieder hinsichtlich des konditionalen Zusammenhanges analysiert werden.

Nach Durchführung der o. g. Schritte (Identifikation der Sätze/Segmente, deren Relationen, der Definition der Episoden und Passagen sowie jeweils deren konditionalen Relationen) ist die Strukturanalyse und in weiterer Folge auch die Geschichtengrammatik abgeschlossen.

4. Inhaltsanalyse

Für die Inhaltsanalyse (Marslen-Wilson & Welsh, 1978; Wallbott & Ricci–Bitti, 1993; Rau & Jacobs, 1988) können unterschiedliche Vorgehensweisen gewählt werden.

Es steht eine *Bottom-Up-Analyse* zur Verfügung, die auf Sätze/Segmente und Episoden aufbaut. Anhand der in der Bottom-Up-Analyse gewonnenen Informationen kann dann die Thema-Rhema-Analyse (Brinker, 2010) komplettiert werden. Die Bottom-Up-Analyse ermöglicht eine extrem detaillierte inhaltliche Auswertung. Alternativ kann die Inhaltsanalyse auch mit Hilfe einer *Top-Down-Analyse* durchgeführt werden, oder es können damit die in der Bottom-Up-Analyse identifizierten Konstrukte verifiziert werden.

Die identifizierten Sätze/Segmente, Episoden, Konstrukte und Merkmale dienen als theoriegeleitete und möglichst objektive Grundlage zur Abstraktion und Identifikation der Kategorien im Rahmen einer *weiterführenden qualitativen Inhaltsanalyse* nach Kuckartz & Rädiker (2022).

4.1 Bottom-Up-Analyse

Der Suchalgorithmus der Bottom-Up-Analyse gründet sich auf eine Sequenz von Fragen. Jeder Frage werden entscheidbare semantische Merkmale zugeordnet.

Die Kriterien, nach denen die Fragen orientiert sind, lauten:

- Anzahl der Personen,
- Subjekt-Objektrelation zwischen Personen,
- Evidenz vs. Eventualität des Eintretens oder Ausbleibens,
- Direktionalität bzw. Reflexivität,
- Konditional-Konsekutivrelation,
- Valenz,
- Konsistenz/Inkonsistenz,
- Objekte, Optionen und Alternativen,
- Kontinuität/Diskontinuität.

Die inhaltlichen Konstrukte lauten:

Tabelle 5: Darstellung der inhaltlichen Konstrukte der emotionalen und sozialen Intelligenz

Emotionale Intelligenz	(1) Beschreibung
	(2) Erklärung
	(3) Regulation
Emotionale & soziale Intelligenz	(4) Wechselwirkung der Modelle
	(5) Intraindividuelle Konsistenz und Inkonsistenz
	(6) Akzeptanz oder Rejektion von intraindividueller Konsistenz oder Inkonsistenz
	(7) Interindividuelle Konsistenz oder Inkonsistenz
	(8) Akzeptanz oder Rejektion von interindividueller Konsistenz oder Inkonsistenz
Soziale Intelligenz	(9) Balance oder Imbalance
	(10) Prozedurale Gerechtigkeit
	(11) Interdependenzen
	(12) Distributive Gerechtigkeit
	(13) Interindividuelle Präferenzen
	(14) Reziprozität

Ein Begriff oder ein Satz/Segment kann mehrere Konstituenten und Konstrukte beinhalten. Jede Konstituente und jedes Konstrukt müssen kodiert werden.

Die Konstruktion des Modells gründet sich auf definierte Kategorien. Die Kategorien gründen sich wiederum auf explizite definierte Merkmale. Die Merkmale korrespondieren mit linguistischen Kriterien und werden auf konkret entscheidbare Merkmale bezogen. Die linguistische Analyse wird mit einer algorithmischen Abfolge semantischer Merkmale und Merkmalskombinationen operationalisiert.

1. Das Modell des Entscheidungsbaumes bezieht sich auf die inhaltlichen Konstrukte, die in einem Protokoll identifiziert werden sollen. Diese inhaltlichen Konstrukte werden durch ihre konstitutiven Kategorien definiert.
2. Die Analyse des Textes gründet sich auf eine algorithmische Abfolge von „ja-nein" entscheidbaren Fragen. Jede dieser Antworten kann für sich bereits inhaltlich interpretiert werden.
3. Die konstitutiven seriellen „ja-nein"-Merkmale können aber auch regelgeleitet zu einem Muster zusammengefasst werden. Darauf gründet sich der Vergleich der Textabschnitte mit den Kategorien. Darauf gründet sich die Entscheidung über die Zuordnung der Kombination von Kategorien zu den inhaltlichen Konstrukten.

4.1.1 Analyse des Themas – Subjekt- und Objektrelationen

Als Vorarbeit für den Suchalgorithmus der Bottom-Up-Analyse sowie für die Thema-Rhema-Analyse (Brinker, 2010) bietet es sich an, als ersten Schritt die Subjekt- und Objektrelationen des Themas für die identifizierten Sätze/Segmente zu analysieren.

Tabelle 6: Beispiel für Analyse der Subjekt- und Objektrelationen der Sätze/Segmente

Thema = Subjektrelation			**Thema = Objektrelation**					
Rezipient:in/Protagonist:in zitiert Aussage von Protagonist:in oder Rezipient:in = zitierte Subjektrelation	Aussage von Protagonist:in = Subjektrelation	Aussage von Rezipient:in = Subjektrelation	Aussage über Protagonist:in = Objektrelation	Aussage über Protagonist:in mit Reziprozität (Modell 2. Ord.) = Objektrelation	Aussage über Rezipient:in oder andere Person = Objektrelation	Aussage über Rezipient:in oder andere Person mit Reziprozität (Modell 2. Ord.) = Objektrelation	Aussage über Sachverhalt/generelle Aussage, …	Aussage über Protagonist:in und andere Person oder Rezipient:in/Protagonist:in und andere Person oder Rezipient:in = (1. Person Plural)
	1		1					
	2		2					
	3		3					
	4		4					
	5		5					
	6		6					
	7				7			
	8				8			
	9		9					
	10		10					
	11				11			
	12		12					
	13				13			
	14							
	15		15					
	16						16	
	17		17					
	18		18					
	19		19					

Präsuppositionen der Worte – linguistische Kriterien: der BUT-Test

Der BUT-Test (Schank, 1975; Joshi & Weischeidel, 1977) dient als weitere Klärungsmöglichkeit bei Unklarheiten im Rahmen der Bottom-Up-Analyse und im Speziellen im Rahmen des Suchalgorithmus. Bei Unsicherheiten bei der Beantwortung der Fragen kann der BUT-Test durchgeführt und damit Aufschluss gegeben werden, ob es sich um Implikationen des Untersuchers oder um ein denknotwendiges Merkmal handelt. Die Durchführung des BUT-Tests soll somit zur Sicherstellung der Objektivität dienen. Jedes Gespräch, jede Erinnerung und alle gedanklichen Sequenzen werden auf Sätze, Worte oder Wortfragmente bezogen. Fundamental sind dabei die Verben. In den Verben reflektiert sich die Struktur der Ereignisse und der Veränderungen. Diese werden explizit genannt. Der expliziten Etikettierung wohnt ein unausgesprochenes, vielleicht unbewusstes Muster von Merkmalen inne. „Lachen" kann implizit bedeuten: „Fröhlichkeit" oder auch „Ironie". Ihre impliziten Strukturen differieren eklatant. Wie lässt sich diese implizite Struktur erschließen? Die Antwort auf diese Frage ermöglicht der sogenannte BUT-Test (Schank, 1975; Joshi & Weischeidel, 1977).

Der BUT-Test funktioniert seinerseits über Fragen. Gefragt wird nach der Existenz eines Merkmales, eines Wortes oder eines Satzes/Segmentes. Die Antwort sollte nicht intuitiv, sondern denknotwendig begründet sein.

Also: Bei einer subtilen und differenzierten Analyse von Begriffen und Sätzen/Segmenten wird nunmehr auch nach den impliziten Merkmalen des Begriffes oder des Satzes/Segmentes gefragt.

Wie lautet das Kriterium der Denknotwendigkeit? Ein implizites, unausgesprochenes Merkmal ist dann denknotwendig, wenn der Begriff oder der Satz/das Segment ohne dieses Merkmal absurd bzw. unmöglich wäre (Helbig, 2008; Stalnaker, 1999; Dyer, 1982; Fillmore, 2003; Mueller, 1987; Wilensky, 1978a, b.). Mit der impliziten Logik kann die immanente Einstellung und Bewertung einer Person erschlossen und auf den übergeordneten Begriff, d.h. auf eine generelle Thematik, bezogen werden. Diese übergeordneten Begriffe innerhalb einer Thematik können eine Sequenz intraindividueller oder interindividueller Sätze/Segmente aktivieren. Sie aktivieren damit das autobiographische Gedächtnis. Beispielsweise können durch die Instruktion Erinnerungen an autobiographische Episoden zur Leistung oder zu Fragen der zwischenmenschlichen Bindung oder der Macht aktiviert werden. Das Profil dieses Protokolls könnte sowohl hinsichtlich des expliziten als auch des impliziten begrifflichen Systems analysiert werden.

Die Analyse impliziter Merkmale lautet:

Schritt 1: Formulierung eines Merkmals als notwendig und konstitutiv für das Objekt oder Ereignis.
Schritt 2: Formulierung der hypothetischen Annahme dieses Objektes oder Ereignisses ohne das Merkmal.
Schritt 3: Entscheidung über die „existenzielle Gültigkeit oder Möglichkeit" dieses Objektes oder Ereignisses: (a) „ja, ist möglich", vs. (b) „nein, ist unmöglich/absurd".
Schritt 4: Entscheidung 3 (b) bedeutet: Das Merkmal ist notwendig und konstitutiv für dieses Objekt oder Ereignis. (Ein Beispiel: H. ist gestern sehr gut und schnell gelaufen. aber = BUT: War H. nicht krank und im Spital? Antwort: Nein, für diesen Sport muss H. gesund sein.)

4.1.2 Bottom-Up-Algorithmus

Der Bottom-Up-Algorithmus ist aus Fragenkomplexen aufgebaut. Für die Anwendung wurde ein Leitfaden definiert. Mit dem Leitfaden werden den einzelnen Fragenkomplexen entscheidbare semantische Merkmale zugeordnet.

Tabelle 7: Analyse der Akteure

<table>
<tr><td rowspan="5">Kommt eine Person vor?</td><td rowspan="2">• Kommt die Versuchsperson in diesem Satz/Segment vor,
• oder steht das Personalpronomen in der 1. Person Singular?
→ Protagonist:in</td><td>• Steht der/die Protagonist:in im 1. Fall
• oder in der erzeugenden Rolle,
• oder ist er/sie in der gebenden Rolle?
→ aktiv</td></tr>
<tr><td>• Steht Protagonist:in im 3. oder 4. Fall,
• oder ist er/sie in der empfangenden Rolle
• oder Träger:in eines Zustandes?
→ passiv</td></tr>
<tr><td rowspan="2">• Kommt eine weitere Person in diesem Satz/Segment vor,
• oder steht das Personalpronomen in der 3. Person Singular?
→ Rezipient:in</td><td>• Steht der/die Rezipient:in im 1. Fall oder
• in der erzeugenden Rolle,
• oder ist er/sie in der gebenden Rolle?
→ aktiv</td></tr>
<tr><td>• Steht der/die Rezipient:in im 3. oder 4. Fall,
• oder ist er/sie in der empfangenden Rolle
• oder Träger:in eines Zustandes?
→ passiv</td></tr>
<tr><td>Kommen außer Protagonist:in und Rezipient:in noch weitere Personen vor?
→Andere</td><td></td></tr>
</table>

Tabelle 8: Analyse der Verben, Adverbien und Adjektive, auch nominal gebraucht oder abgeleitet

<table>
<tr><td>Wird eine einzelne beobachtbare Verhaltensweise beschrieben?
→ Deskriptives Aktionsverb/Beschreibung Verhalten</td><td></td></tr>
<tr><td>Wird eine ganze Klasse prinzipiell beobachtbaren Verhaltens genannt?
• mehrere unterschiedliche Verhaltensweisen werden zusammengefasst (z. B. kann man auf vielfache Weise helfen),
• der Bewertungskontext bzw. ein zusätzliches Attribut spielt eine Rolle (angenehm, gut – schlecht, schnell etc.).
→ Interpretatives Aktionsverb/Beschreibung Verhalten</td><td></td></tr>
<tr><td rowspan="2">Wird ein nicht beobachtbares, inneres geistiges = kognitives = rationales Geschehen beschrieben (denken, erinnern)?
→ Kognitives Zustandsaktionsverb/Beschreibung kognitiver Zustand</td><td>zeitlich begrenzt
→ zeitlich begrenzte kogn. Zustandsaktionsverben</td></tr>
<tr><td>zeitlich unbefristet oder dehnbar, länger andauernd
→ kogn. Zustandsaktionsverben</td></tr>
<tr><td rowspan="2">Wird ein nicht beobachtbares, inneres emotionales Geschehen beschrieben (Liebe, bedauern, bewundern)?
→ Emotionales Zustandsaktionsverb/Beschreibung emotionaler Zustand</td><td>zeitlich begrenzt
→ zeitlich begrenzte emot. Zustandsverben</td></tr>
<tr><td>zeitlich unbefristet oder dehnbar, länger andauernd
→ emot. Zustandsverben</td></tr>
<tr><td>Stellt das Wort
• eine Bezeichnung für Aufgaben,
• eine soziale Stellung oder eine Relation zwischen Personen dar?
(Mutter, Freund, Arzt etc.)
→ Beschreibung Rollen</td><td></td></tr>
<tr><td>Kommt ein Adverb vor?</td><td></td></tr>
<tr><td>Kommt ein Adjektiv vor?</td><td></td></tr>
<tr><td>Wird eine
• selbstständige, unbeeinflusste Änderung von Merkmalen oder
• deren Fortbestehen ausgedrückt (schmelzen, wachsen, wohnen, aufrechterhalten, besitzen)?
→ Relationales Verb</td><td></td></tr>
<tr><td>Kommt „Negation" vor dem Verb vor?
→ Negation</td><td></td></tr>
</table>

Tabelle 9: Analyse von Valenzen

Enthält der Satz/das Segment ein Bewertungspartikel: z. B. angenehm – unangenehm erfolgreich – misserfolgreich geschätzt – verachtet gut – schlecht etc.	Wird ein positives Objekt, Ereignis oder Verhalten geschildert? → ***Positive Valenz***
	Wird ein negatives Objekt, Ereignis oder Verhalten geschildert, → ***Negative Valenz***

Tabelle 10: Ausprägungen von Merkmalen allgemein

Wird die Ausprägung eines Merkmals genannt und mit einem anderen Merkmal verglichen?	Werden zwei Personen hinsichtlich • eines Merkmales gegenübergestellt und als gleich = äquivalent oder ungleich • bezeichnet (X ist so schnell wie Y, schneller als)? → ***Vergleich; Komparation***
	Wird ein • Begriff mit einem anderen Begriff verglichen, und das zur Gänze • „wie, quasi, als ob" etc. vor (gefahren wie die Feuerwehr, schwimmt wie der Fisch im Wasser) → ***Analogie, Modell***
	• Steht eines der Worte in der höchsten oder einer sehr hohen Steigerung, oder • ist ihm ein maximal verstärkendes Wort (äußert spannend) oder eine „alles oder nichts" -Formel beigefügt (blindes Vertrauen, alles auf eine Karte setzen), oder wird berichtet, dass etwas in zu hohem/geringem Ausmaß geschehen, ausgeprägt etc. ist? → ***Superlativ***

Tabelle 11: Analyse von Zeiträumen

Es handelt sich um die Dauer oder um die Häufigkeit eines beliebigen Ereignisses oder einer Handlung.	Wird ein einzelnes Ereignis genannt, das nicht länger als einen Tag dauert und einmal vorkam? → ***spezifisch kurzer Zeitraum***
	Dauert das Ereignis länger als einen Tag, aber nicht länger als einige Monate? → ***längerer Zeitraum***
	Werden Häufigkeiten des Auftretens oder Ausbleibens eines Ereignisses genannt, und kommt der Plural (z. B. Museumsbesuche, …) oder Worte wie „immer", oft, „zeitweise" etc. vor? → ***kategoriale Beschreibung***

Intraindividuelle Repräsentation eigener innerer Zustände oder sozialer Ereignisse/Situationen bedeutet, der/die Protagonist:in äußert sich über sich selbst, und es findet keine Kommunikation zwischen den Personen statt:

Tabelle 12: Analyse von Entscheidungen

<table>
<tr>
<td rowspan="3">Hat Protagonist:in eine ihn/sie alleine betreffende Entscheidung getroffen und will handeln?
Wird geschildert, dass
• Protagonist:in auf ein Ziel zustrebt (Finalrelation) und
• gedenkt eine gewählte Alternative zu verwirklichen?
• Wird die Eindeutigkeit einer Wahl oder die Eliminierung konkurrierender Alternativen (entschlossen, festgelegt auf …) genannt,
• oder wird ein bedingungsloser Wunsch geschildert,
• oder wird um etwas gebettelt, urgiert etc.,
• eine Aussage über die Realisierung bzw. Realisierbarkeit (Instrumentalrelation) gemacht (z. B. ich werde Arzt)?
→ Gewollt/Wollen</td>
<td>Wird außerdem geschildert, dass die
• Entscheidung bzw. die gewählte Alternative
• eine instrumentelle Funktion für ein persönliches Merkmal, einen Anspruch, Wert etc. (Adjektiv) des/r Protagonist:in besitzt oder
• eine Bedingung dafür ist?
• Es ist mir ein Bedürfnis, Ärztin zu werden, denn als Ärztin kann ich Gutes tun. Der Beruf interessiert mich.
→ Wert, Instrumentalität</td>
</tr>
<tr>
<td>Wird berichtet, wie
• wichtig dieser Wert ist, welcher bisherige Aufwand erforderlich war, wie häufig er im Leben vorkam,
• Bedauern oder eine negativ valente Bewertung bei Nicht-Realisierbarkeit genannt?
• (für mich ist wichtig Arzt zu werden, um mich für Menschen engagieren zu können, ich bin ein durch und durch altruistischer Mensch)
→ Ich-Beteiligung</td>
</tr>
<tr>
<td>Wird berichtet, dass
• kein Zusammenhang besteht (Negation) zwischen der gewählten Alternative und persönlichen Werten oder Eigenschaften,
• deren Unabhängigkeit voneinander betont,
• die Gleichgültigkeit (Äquivalenzrelation), Bedeutungslosigkeit für einander ausgedrückt?
→ Indifferenz</td>
</tr>
</table>

Tabelle 13: Analyse von Annahmen/Modellen oder Vorhersagen/Eventualitäten

<table>
<tr>
<td rowspan="6">Äußert der/die Protagonist:in eine **Annahme** oder Vorhersage?</td>
<td rowspan="4">• Die Annahme bezieht sich auf ein Ereignis, das eintreten könnte oder wird.
• Beinhaltet die Aussage des/r Protagonist:in Partikel wie glauben, meinen etc.?
• Wird eine mögliche (Konjunktiv, realer Bedingungssatz) oder künftige (Futur) Eigenschaft oder Verhaltensweise genannt?
• Partikel wie unerwartet, plötzlich etc. verweisen auf ein implizites Modell.
→ ***Modell***</td>
<td>Wird ausgesagt wie der/die Protagonist:in sich selbst beurteilt (= glaubt oder überzeugt davon ist, X zu sein, zu werden)
→ ***M-Selbst***</td>
</tr>
<tr>
<td>Wird ausgesagt, wie sich der/die Protagonist:in von jemand anderem beurteilt fühlt?
→ ***Metawahrnehmung***</td>
</tr>
<tr>
<td>Wird ausgesagt, wie der/die Protagonist:in jemanden beurteilt?
→ ***M- Fremd***</td>
</tr>
<tr>
<td>Stellt ein Modell einen beliebigen Inhalt (ein anderes Modell, einen Bericht etc.) In Frage?
→ ***Skepsis/ Misstrauen***</td>
</tr>
<tr>
<td rowspan="2">Beinhaltet die Annahme die Verknüpfung von zwei Ereignissen, von denen eines nicht der Fall war, also den Fakten widerspricht?
= was wäre, wenn, was wäre, wenn nicht irrealer Bedingungssatz; Konjunktiv II
→ ***kontrafaktische Modelle***</td>
<td>• Drückt das Thema des Modells aus, was passiert bzw. nicht passiert wäre, wäre ein bestimmtes Ereignis eingetreten?
→ ***additive Modelle***</td>
</tr>
<tr>
<td>• Drückt das Modell aus, was passiert bzw. nicht passiert wäre, wäre ein bestimmtes Ereignis ausgeblieben? → ***subtraktive Modelle***</td>
</tr>
</table>

Tabelle 14: Analyse von Vergleichen, intra- und interindividuellen Konsistenzen/Inkonsistenzen

Stellt der/die Protagonist:in einen ihn/sie alleine betreffenden **Vergleich** zwischen sich mit einer weiteren Person, einschließlich mit sich selbst, an?	Protagonist:in vergleicht sich, so wie er/sie aktuell ist, mit anderen Personen und stellt persönliche eigene Merkmale den Merkmalen anderer Personen gegenüber (Indikativ)? → ***soziale Vergleiche***	Er/sie bewertet sich selbst weniger negativ oder positiver als den anderen? → ***absteigende Vergleiche***
		Er/sie bewertet sich selbst gegenwärtig weniger positiv oder negativer als früher? → ***aufsteigende Vergleiche***
	Protagonist:in vergleicht sich, so wie er/sie aktuell ist, mit sich selbst, wie er selbst zu einem früheren Zeitpunkt war? → ***temporale Vergleiche***	Er/sie bewertet sich gegenwärtig weniger negativ oder positiver als früher? → ***absteigende Vergleiche)***
		Er/sie bewertet sich gegenwärtig weniger positiv oder negativer als früher? → ***aufsteigende Vergleiche***
	Protagnost:in vergleicht sich, so wie er/sie aktuell ist, mit sich selbst, wie er/sie gegenwärtig sein möchte, oder, wie zu sein, er/sie von sich erwartet?	Er/sie bewertet die aktuellen Eigenschaften, Zustände oder Verhaltensweisen schlechter als erwartet oder als erwünscht → ***Intraindividuelle Inkonsistenz = Konflikt***
		Er/sie bewertet die aktuellen Eigenschaften, Zustände oder Verhaltensweisen so positiv wie oder besser als erwartet? → ***Intraindividuelle Konsistenz***
		Er/sie vergleicht die • eigenen aktuellen unerwünschten oder vermissten Merkmale, • mit anderen aktuellen eigenen und erwünschten Merkmalen, • kommt vor: anstatt, stattdessen, dafür etc. → ***Selbstvergebung***

Tabelle 15: Analyse von Emotionen: Emotionsbeschreibung/-erklärung und/oder -regulation – SELBST

Protagonist:in • benennt einen oder mehrere simultan auftretende Zustände bzw. Reaktionen bei sich selbst, • beschreibt eine eigene Emotion. Die Zustände und Reaktionen von Protagonist:in werden: • aufgezählt, • konkretisiert, • exemplifiziert, • illustriert etc. („X ärgert sich und ballt die Fäuste") s. anreihende Konjunktionen → ***Emotionsbeschreibung***

<table>
<tr>
<td rowspan="5">Protagonist:in nennt Zusammenhänge zwischen den eigenen Zuständen und Reaktionen und anderen Faktoren.
• Erklärt eine eigene emotionale Reaktion oder ein eigenes Verhalten,
• durch sein Verhalten oder seinen Zustand eine Situation herbeigeführt oder verhindert zu haben.
• Das von Protagonist:in genannte Verhalten oder eigene Zustände werden mit Faktoren verknüpft, die zeitlich vor dem von ihm genannten Verhalten oder Zustand liegen oder vorher begonnen haben bzw. durchgängig existieren
• und Bedingungen für das Verhalten oder den Zustand sind.
• Verhalten oder Zustand sind Konsequenzen aus den vorhergegangenen Einflussfaktoren
(s. konditionale oder konsekutive Relationen) → Emotionserklärung</td>
<td>Als Bedingungen werden angeführt:
• Der/die Akteur:in
• Seine/ihre persönlichen Merkmale/Adjektive
• Endet das Wort mit: heit, keit, ung, ie, ik, ion, ität, nz, tur, ismus, tum.
• Einstellungen, Erziehung etc.
• Abstraktes Substantiv.</td>
<td>• Kommt ein Hinweis speziell bzw. individuell auf den/die Akteur:in vor (nur, vorwiegend er lacht)?
→ Geringer Konsensus
• Kommt ein Hinweis auch auf andere Personen vor (fast alle lachen)?
→ Hoher Konsensus</td>
</tr>
<tr>
<td rowspan="2">Als Bedingungen werden situative Merkmale genannt; es wird ein Substantiv verwendet, dessen Inhalt man zeichnen, hören, schmecken könnte (Fahrrad).
→ Situationserklärung sensorisches Substantiv</td>
<td>• Kommt ein Hinweis auf die Singularität der Situation vor (nur bei diesem Kabarettisten lacht sie…)?
→ hohe Distinktheit</td>
</tr>
<tr>
<td>• Kommt ein Hinweis auf Häufigkeiten (Plural, Häufigkeitspartikeln) vor?
• Kommt ein Hinweis auf die Häufigkeit dieser singulären Situation vor (immer, wenn dieser Kabarettist auftritt lacht sie…)? → hohe Übereinstimmung kategorial
• Kommt ein Hinweis auf die Wiederholung dieser Situation und das Verhalten vor, und wird das Verhalten negiert (fast nie, wenn dieser Kabarettist auftrat, lachte er)?
→ geringe Übereinstimmung kategorial</td>
</tr>
<tr>
<td>• Als Bedingungen werden situative Merkmale genannt;
• es wir ein Substantiv verwendet, dem unterschiedliche Objekte subsumiert werden (Fahrzeug) – Milieu.
→ Situationserklärung kategoriales Substantiv</td>
<td>• Kommt ein Hinweis auf die Situationsklassen?
• Kommt ein Hinweis auf die Summe von Situationsklassen (bei jedem Spaßvogel lacht sie)?
→ geringe Distinktheit</td>
</tr>
<tr>
<td>• Wird ein zweiter Stimulus genannt, der nicht Element (siehe…) der ersten Stimulus-Klasse ist.
• Ich lache über den Clown (1. Stimulus), aber am Abend (2. Stimulus) bin ich immer besser drauf.
• Stimulus 1 ist nicht Element von Stimulus 2.
→ Kontexterklärung</td>
<td>• Kommt ein Hinweis auf die räumliche oder zeitliche, oder soziale oder physikalische Bedingungen des Verhaltens?
• Kommt ein Hinweis auf Zeitstrecken oder räumliche Regionen? → ausgedehnte/r räumliche Region oder Zeitraum
• Kommt ein Hinweis auf die Wiederholung der räumlichen oder zeitlichen, oder sozialen oder physikalischen Bedingungen (abends lacht sie immer)? → kategorial</td>
</tr>
</table>

Protagonist:in <u>versucht</u> die eigenen **Emotionen zu regulieren oder kann das:** Emotionaler Zustand 1, gefolgt von einem Verhalten, dieses führt zu emotionalem Zustand 2, und das heißt, emotionaler Zustand 1 wird aufrechterhalten oder verändert. → ***Emotionsregulation***	Wird beschrieben, • dass ein Gefühl nicht verändert werden konnte, • dass etwas aus einem inneren Drang heraus geschehen musste? → ***Impulsivität***
	Wird berichtet, dass jemand sein Gefühl aushielt oder nicht zeigte? → ***Opponenten-Prozess-Modell/Inhibitory control***
	Wird berichtet, dass jemand die • Wahrnehmung der Situation oder • die Situation selbst änderte? → ***Situationsänderung***
	• Wird ein Ereignis oder ein Verhalten trotz negativer emotionaler Reaktion/Bewertung wiederholt, ohne dieses zu optimieren • oder ohne eine günstige Realisierungschance abzuwarten (z. B. grübeln), • oder ohne eine Chance oder Verwirklichungsabsicht wiederholt (Illusion)? → ***Lageorientierung/ Perseveration***

Tabelle 16: Analyse von Ereignis- oder Verhaltensbewertung – SELBST

Das Ereignis oder das eigene Verhalten wird **bewertet: „gut – böse", „erfolgreich – erfolglos".**	Ergibt sich aus den Hinweisen eine internale Leistungs- oder Zielthematik? **Sollen/Müssen – internal**	Entspricht das Ergebnis den Ansprüchen des/der Protagonist:in? → ***eigener Anspruch + Intraindividuelle Konsistenz***
		Widerspricht die Handlung oder das Ergebnis den Ansprüchen des/der Protagonist:in? → ***eigener Anspruch – Intraindividuelle Inkonsistenz***
	Ergibt sich ein Hinweis auf soziale Erwartungen oder Erwartungen eines anderen? **Sollen/Müssen – sozial/extern**	Entspricht die Handlung den Erwartungen oder Normen anderer? → ***externer/sozialer Anspruch + Interindividuelle Konsistenz***
		Widerspricht die Handlung den Erwartungen oder Normen anderer? → ***externer/sozialer Anspruch – Intraindividuelle Inkonsistenz***

Tabelle 17: Analyse von Erkenntnissen – SELBST

Wird eine Erkenntnis oder Schlussfolgerung genannt?	Zieht der/die Protagonist:in eine Erkenntnis für die eigene Person? → **Erkenntnis mit *Rückbezüglichkeit auf die eigene Person***
	Zieht der/die Protagonist:in eine Erkenntnis über andere oder das Leben im Allgemeinen? z. B. Indefinitpronomen: man, niemand, alle – Generalisierung, verallgemeinern → **Erkenntnis ohne *Rückbezüglichkeit auf die eigene Person***

Intraindividuelle Repräsentation sozialer Ereignisse/Situationen bedeutet, der/die Protagonist:in äußert sich über den/die Rezipient:in, es findet jedoch keine Kommunikation zwischen den beiden statt:

Tabelle 18: Analyse von Emotionen: Emotionsbeschreibung/-erklärung und/oder Emotionsregulation – FREMD

Protagonist:in beschreibt eine Emotion von Rezipient:in Die von Protagonist:in genannten Zustände und Reaktionen von Rezipient:in werden paraphrasiert: • aufgezählt, • konkretisiert, • exemplifiziert, • illustriert etc. („X ärgert sich und ballt die Fäuste") s. anreihende Konjunktionen → ***Emotionsbeschreibung***		
• **Protagonist:in erklärt eine emotionale Reaktion oder ein Verhalten des/der Rezipient:in** • Das von Protagonist:in genannte Verhalten oder seine/ihre Zustände werden mit Faktoren verknüpft, die zeitlich vor dem von ihm/ihr genannten Verhalten oder Zustand liegen • und Bedingungen für das Verhalten oder den Zustand sind. • Verhalten oder Zustand sind Konsequenzen aus den vorhergegangenen Einflussfaktoren. (konditionale oder konsekutive Relationen) → ***Emotionserklärung***	Als Bedingungen werden angeführt: • Akteur:in • eigene persönliche Merkmale/ Adjektive • endet das Wort mit: mit: heit, keit, ung, ie, ik, ion, ität, nz, tur, ismus, tum, • Einstellungen, Erziehung etc.	• Kommt ein Hinweis speziell bzw. individuell auf den/die Akteur:in vor (nur, vorwiegend er lacht)? → ***Geringer Konsensus*** • Kommt ein Hinweis auch auf andere Personen vor (fast alle lachen)? → ***Hoher Konsensus***

	• Als Bedingungen werden situative Merkmale genannt; es wird ein Substantiv verwendet, dessen Inhalt man zeichnen, hören, schmecken könnte (Fahrrad). ➔ ***Situationserklärung sensorisches Substantiv***	• Kommt ein Hinweis auf die Singularität der Situation vor (**nur** bei diesem Kabarettisten lacht sie …)? ➔ ***hohe Distinktheit***
		• Kommt ein Hinweis auf *Häufigkeiten* (Plural, Häufigkeitspartikeln)? • Kommt ein Hinweis auf die Häufigkeit dieser singulären Situation vor **(immer, wenn dieser** Kabarettist auftritt, lacht sie…) ➔ ***hohe Übereinstimmung kategorial*** • Kommt ein Hinweis auf die Wiederholung dieser Situation und das Verhalten vor, und wird das Verhalten negiert (**fast nie, wenn dieser** Kabarettist auftrat, lachte er)? ➔ ***geringe Übereinstimmung kategorial***
	• Als Bedingungen werden situative Merkmale genannt; es wird ein Substantiv verwendet, dem unterschiedliche Objekte subsumiert werden (Fahrzeug) Milieu. ➔ ***Situationserklärung kategoriales Substantiv***	• Kommt ein Hinweis auf die *Situationsklassen?* • Kommt ein Hinweis auf die Summe von Situationsklassen (**bei jedem** Spaßvogel lacht sie)? ➔ ***geringe Distinktheit***.
	• Wird ein zweiter Stimulus genannt, der nicht Element (siehe…) der ersten Stimulus Klasse ist? ➔ ***Kontexterklärung***	• Kommt ein Hinweis auf die räumliche oder zeitliche oder soziale oder physikalische Bedingungen des Verhaltens? • Kommt ein Hinweis auf Zeitstrecken oder räumliche Regionen? ➔ **ausgedehnte/r Region oder Zeitraum** • Kommt ein Hinweis auf die Wiederholung der räumlichen oder zeitlichen oder sozialen oder physikalischen Bedingungen (abends lacht er immer)? ➔ **kategorial**

Protagonist:in äußert, dass Rezipient:in die eigenen (= des /der Rezipient:in) Emotionen beeinflusst Emotionaler Zustand 1, gefolgt von einem Verhalten, dieses führt zu emotionalem Zustand 2, und das heißt emotionaler Zustand 1 wird aufrechterhalten oder verändert. → ***Emotionsregulation***	Wird beschrieben, • dass ein Gefühl nicht verändert werden konnte, • dass etwas aus einem inneren Drang heraus geschehen musste? → **Impulsivität *(R)***
	Wird berichtet, dass jemand sein Gefühl aushielt oder nicht zeigte? → ***Inhibitory control/Prozess-Opponenten Modell***
	Wird berichtet, dass jemand die • Wahrnehmung der Situation oder • die Situation selbst änderte? → ***Situationsänderung***
	• Wird ein Ereignis oder ein Verhalten trotz negativer emotionaler Reaktion/ Bewertung wiederholt, ohne dieses zu optimieren • oder ohne eine günstige Realisierungschance abzuwarten (z. B. grübeln), • oder ohne eine Chance oder Verwirklichungsabsicht wiederholt (Illusion) → ***Lageorientierung/ Perseveration***

Tabelle 19: Analyse der Ereignis- oder Verhaltensbewertung – FREMD

Das Ereignis oder das Verhalten des/der Rezipient:in wird **bewertet: „gut – böse", „erfolgreich – erfolglos"**	Ergibt sich eine internale Leistungs- oder Zielthematik bei einer anderen Person? **Sollen/Müssen – internal (R)**	Entspricht das Ergebnis mindestens den eigenen Ansprüchen des/der Rezipient:in? → ***eigener Anspruch + Intraindividuelle Konsistenz (R)***
		Widerspricht die Handlung oder das Ergebnis den eigenen Ansprüchen des/ der Rezipient:in? → ***eigener Anspruch – Intraindividuelle Inkonsistenz (R)***
	Ergibt sich ein Hinweis auf soziale Erwartungen oder Erwartungen durch den/die Protagonist:in an den/die Rezipient:in? **Sollen/Müssen – external (R)**	Entspricht die Handlung des/der Rezipient:in den Erwartungen oder Normen des/er Protagonist:in? → ***externer/sozialer Anspruch + Interindividuelle Konsistenz (P)***
		Widerspricht die Handlung des/der Rezipient:in den Erwartungen oder Normen des/der Protagonist:in? → ***externer/sozialer Anspruch – Interindividuelle Inkonsistenz (P)***

Tabelle 20: Analyse von Annahmen, eine andere Person betreffend

<table>
<tr>
<td rowspan="4">Die Aussage betrifft
• die Repräsentation <u>einer Person</u> (= wie jemand über jemanden denkt).
Äußert sich der/die Protagonist:in gleichzeitig
• über den/die Rezipient:in
• und über sich
• ohne Kommunikation zwischen ihnen?</td>
<td rowspan="2">Werden abwechselnd Annahmen oder Aussagen angeführt, die der/die Protagonist:in über sich und anschließend über den/die Rezipient:in macht und die sich auf das gleiche oder ein synonymes bzw. antonymes Merkmal beziehen?
Es geht um die Ähnlichkeit bzw. Unähnlichkeit von Selbstwahrnehmung und Fremdwahrnehmung</td>
<td>Widersprechen sich die Eigenschaften, Zustände oder Verhaltensweisen, die der/die Protagonist:in über sich (M-Selbst) und über den/die Rezipient:in (M-Fremd) äußert:
• Sie ist sehr clever, da bin ich ja viel zu naiv.
→ Interindividuelle Inkonsistenz Projektion</td>
</tr>
<tr>
<td>Stimmen die Eigenschaften, Zustände oder Verhaltensweisen, die der/die Protagonist:in über sich und über den/die Rezipient:in äußert, überein?
→ Interindividuelle Konsistenz</td>
</tr>
<tr>
<td rowspan="2">• Die Aussagen beinhalten Urteile, die der/die Protagonist:in über beide Akteure gemeinsam (= simultan) abgibt.
• <u>Vergleicht</u> (Komparativ- oder Positivrelation) beide in ihrer Koexistenz,
• seine physische Nähe zu Rezipient:in,
• mit dessen Eigenschaften und seinen eigenen Wünschen.
• Komparativ-, Positiv-Adversative Relationen).
Es geht um die Einschätzung des Verhältnisses zueinander.</td>
<td>• Wird physische Nähe der Personen und gleichzeitig
• ein unerwünschtes Merkmal, Verhalten oder Zustand eines/r Akteur:in berichtet?
→ Imbalance</td>
</tr>
<tr>
<td>• Wird physische Nähe der Personen und gleichzeitig
• ein erwünschtes Merkmal, Verhalten oder Zustand (Valenz – Nähe) beider Akteure berichtet?
→ Balance</td>
</tr>
</table>

Hinsichtlich der interindividuellen Kommunikation werden Entscheidungen sowie distributive und prozedurale Gerechtigkeit, Interdependenzen und Präferenzen untersucht:

Tabelle 21: Analyse prozeduraler und distributiver Gerechtigkeit, Interdependenzen und Präferenzen

Wird beschrieben, wie im Rahmen der Entscheidung kommuniziert wird? Kommunikationsregeln zwischen den Akteuren.	Wird in der Kommunikation eine Gleichwertigkeit hinsichtlich Kommunikationsregeln berichtet? ➔ ***prozedurale Gerechtigkeit***
	Wird in der Kommunikation eine Ungleichwertigkeit hinsichtlich Kommunikationsregeln berichtet? ➔ ***prozedurale Ungerechtigkeit***
Wird beschrieben, wie viel jede Person gewinnen oder verlieren kann? Protagonist:in und Rezipient:in äußern sich über Gewinn und Verlust, oder beide demonstrieren in einem Gespräch, wer Recht hat, sich durchsetzt etc. ➔ ***distributive Gerechtigkeit***	• Gewinnt oder verliert ein/e Partner:in alles, während der/die andere nichts gewinnt oder verliert? • Ein gemeinsamer Gewinn ist nicht möglich. • Ich oder du (Gesicht verlieren etc.). ➔ ***Nullsummenspiel***
	• Gewinnen oder verlieren die Partner auf den einzelnen Alternativen in unterschiedlichem Ausmaß? • Ein gemeinsamer Gewinn oder Verlust ist möglich. ➔ ***Nicht Nullsummenspiel***
Protagonist:in täuscht Rezipient:in und/oder umgekehrt.	• Das Wissen des/der Protagonist:in widerspricht den Informationen an den/die Rezipient:in. • Er übermittelte wider seine Überzeugung falsche Informationen. ➔ ***Täuschung (P)***
	Der/die Protagonist:in sagt aus, dass der/der Rezipient:in über ein Wissen verfügt, das seinem (= des/der Rezipienten:in) Verhalten widerspricht. Der/die Rezipient:in gibt wider die eigene Überzeugung falsche Informationen. ➔***Täuschung (R)***
Es wird beschrieben, ob sich die Personen in ihren Entscheidungen durch die zu erwartenden Ergebnisse wechselseitig oder einseitig kontrollieren oder beeinflussen können oder dieses annehmen.	Es wird ausgesagt, ob der/die **Protagonist:in** meint, in einer Entscheidung, bei der ein/e Rezipient:in beteiligt ist, von diesem abhängig (Abhängigkeit – P) oder unabhängig (Autonomie – P) zu sein. ➔ ***Interdependenzen (P)***
	Es wird ausgesagt, ob der/die **Rezipient:in** meint, in einer Entscheidung, bei der der/die Protagonist:in beteiligt ist, von diesem abhängig (Abhängigkeit – R) oder unabhängig (Autonomie – R) zu sein zu sein. ➔ ***Interdependenzen (R)***
Entscheidungsprinzip. Simultane Aufteilung, ohne Rückzahlung	Wird bei der Aufteilung der Gewinne **(Valenz +)** und Verluste **(Valenz –)** eine Gleichheit zwischen den Erträgen der Akteure genannt? ➔ ***distributive Gerechtigkeit***
	• Wird einem/r Partner:in von dem/der Anderen ein Tausch angeboten, bei dem eine nicht realisierbare, aber erwünschte Option **(Valenz +)** durch eine andere **(Valenz +)** ersetzt wird? • Oder wird einem/r Partner:in von dem/der Anderen ein Tausch angeboten, um einen Verlust, (von **Valenz** +) Aufwand oder Nachteil **(Valenz** –) auszugleichen? ➔ ***interindividuelle Kompensation*** ➔ ***Interdependenz – Kompromiss***

Wird bei den Entscheidungen eine distributive oder prozedurale Präferenz genannt?	Wird bei der Aufteilung der Gewinne **(Valenz +)** oder Verluste **(Valenz –)** eine **Bevorzugungsrichtung** zwischen den Akteuren genannt? → ***Präferenz distributiv***
	Wird bei der Gestaltung der Kommunikationsregeln eine **Bevorzugungsrichtung** zwischen den Akteuren genannt? → ***Präferenz prozedural***
Wird die Einstellung des/der Protagonist:in nach einer Entscheidung genannt?	Ist der/die Protagonist:in mit dem Entscheidungsprinzip (altruistisch …) zufrieden? → ***kein Nachentscheidungskonflikt***
	Ist der/die Protagonist:in mit seinem Entscheidungsprinzip (altruistisch …) unzufrieden? →***Nachentscheidungskonflikt***
Sukzessive Aufteilung; mit Rückzahlung Die Gewinne **(Valenz +)** und Verluste **(Valenz –)** werden zu einem zweiten Zeitpunkt fortgesetzt. → ***Reziprozität***	Wird eine 1. positive Reaktion **(Valenz +)** des/der Partner:in 2. mit einer eigenen positiven **(Valenz +)** Reaktion beantwortet? → ***Dankbarkeit***
	Wird eine • negative Reaktion **(Valenz –)** des/der Partner:in • mit einer eigenen negativen Reaktion **(Valenz –)** beantwortet? → ***Rache***
	Wird eine • negative Reaktion **(Valenz –)** des/der Partner:in • mit einer eigenen positiven Reaktion **(Valenz +)** beantwortet? → ***fremdes Vergeben***
	• Jemand erkennt negative Konsequenzen seines/ ihres Verhaltens oder einer Regelverletzung für Andere. • Protagonist:in wendet sich an diese Person, um zu erreichen, dass er/sie • diese eigne Kritik/Ablehnung *nicht aufrechterhält.* • Möchte jemand etwas rückgängig machen? → ***Entschuldigung (P)***
	• Jemand anderer erkennt negative Konsequenzen des eigenen Verhaltens • oder einer Regelverletzung für den/die Protagonist:in. • Rezipient:in wendet sich an diese, um zu erreichen, dass Protagonist:in die Kritik/Ablehnung nicht aufrechterhält • Möchte jemand anderer etwas rückgängig machen? → ***Entschuldigung (R)***

Unbedingte Entscheidung Ohne Bedingungen seitens des Rezipienten bzw. Protagonisten für diesen sind Verluste oder Einbußen auf Grund des Verhaltens des anderen möglich.	• Rezipient:in verzichtet darauf, die eigenen zu erwartenden Gewinne und Verluste zu beeinflussen. • Rezipient:in gewährt Protagonist:in einen „Bonus" (begibt sich eine Person in die Hände der anderen Person). → ***Vertrauen (R)***
	• Protagonist:in verzichtet darauf, seine/ihrer zu erwartenden Gewinne und Verluste zu beeinflussen. • Protagonist:in gewährt dem/der Rezipient:in einen „Bonus" (begibt sich eine Person in die Hände der anderen Person). → ***Vertrauen (P)***
Mit Bedingungen Dem einen Akteur werden Konsequenzen genannt, wenn er ein bestimmtes Verhalten zeigt oder unterlässt.	• Werden dem/der Protagonist:in Belohnungen oder das Ausbleiben von Bestrafungen in Aussicht gestellt? → ***Versprechungen (R)***
	• Werden dem/der Rezipienten:in Belohnungen oder das Ausbleiben von Bestrafungen in Aussicht gestellt? → ***Versprechungen (P)***
	• Werden dem/der Protagonist:in das Ausbleiben von Belohnungen oder Bestrafungen in Aussicht gestellt? → ***Drohungen (R)***
	• Werden dem/der Rezipient:in das Ausbleiben von Belohnungen oder Bestrafungen in Aussicht gestellt? → ***Drohungen (P)***

4.2 Top-Down-Analyse

Mit Hilfe der Top-Down-Analyse soll eine Auswertung hinsichtlich der Konstrukte der emotionalen und sozialen Intelligenz ermöglicht werden. Die Analyse kann auf Ebene der Sätze/Segmente sowie auf Ebene der Episoden unter Berücksichtigung der Interdependenzen der Sätze/Segmente innerhalb der Episode durchgeführt werden. Im Folgenden werden die Grundlagen, Definitionen und der jeweilige Pfad durch die Konstituenten beschrieben, im Anhang befindet sich der gesamte Auswertungsalgorithmus sowie das dazugehörige Auswertungsblatt.

Der Analysealgorithmus ist ausgelegt, die folgenden inhaltliche Konstrukte der emotionalen und sozialen Intelligenz zu identifizieren.

4.2.1 Top-Down-Algorithmus

Die im Pfad durch die konstitutiven Komponenten genannten Absätze werden im Anschluss an die Konstrukte im Rahmen der Absätze erläutert.

Mit Hilfe der Top-Down-Analyse soll eine Auswertung hinsichtlich der Konstrukte der emotionalen und sozialen Intelligenz ermöglicht werden. Die Analyse kann auf Ebene der Sätze/Segmente sowie auf Ebene der Episoden unter Berücksichtigung der Interdependenzen der Sätze/Segmente innerhalb der Episode durchgeführt werden. Im Folgenden werden die Grundlagen, Definitionen und der jeweilige Pfad durch die Konstituenten beschrieben.

Der Analysealgorithmus ist darauf ausgelegt, folgende inhaltliche Konstrukte der emotionalen und sozialen Intelligenz zu identifizieren.

Detaillierte Auswertung der Konstrukte

- Es werden die identitätsfundierenden Merkmale der o.g. Konstrukte bzw. Konzepte der sozialen und emotionalen Intelligenz herausgearbeitet. Fundamental sind
  - Entscheidungen,
  - Zustandscharakteristiken und
  - Repräsentationsformate von autobiographischen Erinnerungen.
- Weiters werden spezifische semantische Kriterien aufgelistet. In diesen werden die komplexen Merkmalsmuster und die Merkmalsmuster der Konstrukte abgebildet.

Der Top-Down-Algorithmus orientiert sich an einem „Pfad durch die konstitutiven Komponenten". Er besteht aus einer Definition und aus expliziten semantischen Kriterien. Diese expliziten semantischen Kriterien korrespondieren mit den Merkmalen der Definition der jeweiligen Konstrukte. Diesen expliziten Merkmalen sind die Absätze in den komplexen und spezifischen semantischen Absätzen zugeordnet. Sie können auf das jeweilige Textprotokoll bezogen werden. Damit kann die Korrespondenz der Textpassage mit dem Konstrukt analysiert werden.

Die semantischen Muster sind differenziell gültig. Sie beziehen sich auf die komplexen und spezifischen Kriterien. Komplexe Kriterien sind Muster aus spezifischen Kriterien. Die spezifischen Kriterien sind nicht weiter aufzugliedern – sie sind elementar.

Einige Kategorien bzw. Konstrukte und einige identitätsstiftende komplexe Merkmalsmuster beinhalten den Hinweis „Abstufungen oder Differenzierungen". Unter dieser Bezeichnung sind Möglichkeiten zur weiteren Ausarbeitung und Ergänzung des Konzeptes dargestellt. Auf diese Ergänzungen kann – je nach weiterführender Option – der gleiche semantische Algorithmus angewandt werden. Grundlegend für einen Leitfaden (Kuckartz & Rädiker, 2022, S. 67; Mayring, 2022) sind die Definition von Kategorien bzw. Konstrukten und die Zuordnung von Konzepten eines Protokolls zu den Kategorien bzw. Konstrukten.

A. Recherchiere und definiere die Konstrukte

1. Konstrukt: Beschreibung

Definition

Es werden ein aktueller kognitiver oder emotionaler Zustand, ein Verhalten oder die körperlichen Reaktionen einer Person seriell oder simultan in Raum und Zeit genannt (Scherer, 1984). Es findet eine Korrespondenz statt: faktisch und/oder modellhaft (extern, peripher und/oder innerorganismisch).

Pfad durch die konstitutiven Komponenten

Tabelle 22: Pfad durch die konstitutiven Komponenten – Beschreibung

Die Definition beinhaltet	Gehe zu
Reaktionen peripher	Absatz 3 und 15
Reaktionen innerorganismisch = Prozess	Absatz 2 und 15
Zustand	Absatz 9

Abstufungen oder Differenzierungen des Konstruktes

Beschreibung beruht auf der semantischen Verwendung wahrnehmbarer Verhaltensattribute oder analoger innerer Zustände. Verwendet werden dafür deskriptive Aktionsverben und interpretative Aktionsverben.

Exemplifizierungen

Da bin ich aber gelaufen, so schnell ich konnte. Ich habe sehr genau gearbeitet.

2. Konstrukt: Erklärung

Definition

1. Die Erklärung ist ein Bedingungszusammenhang. Die Wahrscheinlichkeit des Eintretens oder Ausbleibens von Zuständen, Ereignissen oder Verhaltensweisen wird auf das Eintreten oder Ausbleiben von Reizen oder Personen bezogen. Das Eintreten oder Ausbleiben von Reizen oder Personen sind die Bedingungen. Das Eintreten oder Ausbleiben von Zuständen, Ereignissen oder Verhaltensweisen sind die Folgen.
2. Erklärungen beruhen auf der Kategorisierung und Abstraktion.

Pfad durch die konstitutiven Komponenten

Tabelle 23: Pfad durch die konstitutiven Komponenten – Erklärung

Die Definition beinhaltet	Gehe zu
Das Eintreten oder Ausbleiben	Absatz 22 und/oder 21; Absatz 5 oder Absatz 2 bzw. 6
Merkmale eines Zustandes oder ein Verhalten	Absatz 9
ein Bedingungszusammenhang für Eintreten oder Ausbleiben	Absatz 12
oder auf eine übergeordnete Klasse von Ereignissen bezogen	Absatz 16
oder auf intraindividuelle Prioritäten bezogen	Absatz 8

Abstufungen oder Differenzierungen des Konstruktes

Es werden mindestens zwei Merkmale, Ereignisse oder Zustände formuliert. Diese werden hinsichtlich des Eintretens oder Ausbleibens verglichen. Diese Vergleiche enthalten zeitliche oder sequentielle Abstufungen der Wahrscheinlichkeiten. Mit abstrakten Merkmalen werden diese Sequenzen interpretiert.

Exemplifizierungen

Na ja, ohne eine technische Hilfe wird sich das bestimmt nicht verwirklichen lassen. Eine technische Hilfe ist da sicher nötig. Ich habe das nur geschafft, weil ich auch die entsprechende Ausbildung nicht hatte.

3. Konstrukt: Regulation

Definition

Ein eigener aktueller unerwünschter oder weniger erwünschter Zustand oder ein aktueller Zustand einer anderen Person wird reguliert, wenn eigene Verhaltensweisen oder Verhaltensweisen einer anderen Person aktiviert oder gehemmt werden, die die Ausprägung des aktuellen Zustandes ändern oder die den aktuellen durch einen anderen Zustand ersetzen. Die Ausprägung und/oder Stabilität des Zustandes konkurriert jedoch mit der Aktivierbarkeit oder Inhibition der instrumentellen Verhaltensweise. Wird ein Verhalten bei negativer emotionaler Reaktion/Bewertung aufrechterhalten, spricht man von Lageorientierung/Perseveration und von einem dysfunktionalen Regulationsmuster.

Pfad durch die konstitutiven Komponenten

Tabelle 24: Pfad durch die konstitutiven Komponenten – Regulation

Die Definition beinhaltet	Gehe zu
Merkmale eines Zustandes werden beschrieben ein Zustand = auch kein Zustand (= z. B. Leere) Zeitpunkt 1	Absatz 9
Reaktion/Aktiv werden beschrieben	Absatz 23
die auf den Affekt hin erfolgen (= gleichzeitig, im gleichen Intervall aber nicht simultan (Zeitpunkt 2)	Absatz 25,
Erneut Merkmale eines Zustandes/Änderung/oder Aufrechterhaltung von t1	Absatz 25, Absatz 14 oder 21 oder 24
Finalrelation Instrumentalrelationen	Absatz 4, 26, Absatz 28, Absatz 20

Abstufungen oder Differenzierungen des Konstruktes

- Strategien der Regulation eines Affektes
  - Werden Vergleiche mit früheren Situationen (Absatz 24, 25) angestellt ➔ *zeitliche Vergleiche*
  - Werden Vergleiche mit anderen Personen (Absatz 17, 18, 24) angestellt ➔ *soziale Vergleiche*
  - Werden Vergleiche mit nicht gewählten Alternativen (Absatz 4, 1, 21) angestellt ➔ *contrafaktische Vergleiche*
  - Mit „was wäre, wenn nicht" – Überlegungen (Absatz 14, 8, 21 und 22), hergestellt: ➔ *Vergleiche mit Contra-Fakten, subtraktive*
  - Mit „was wäre, wenn" – Überlegungen (Absatz 13, 22) hergestellt ➔ *Vergleiche mit Contra-Fakten, additive*
  - Wird berücksichtigt,
    - ob die eigene Person gegenwärtig schlechter (Absatz 17, 24, 18 oder 25) abschneidet als die andere Person oder sie selbst zu einem anderen Zeitpunkt ➔ *aufwärtsgerichtet*
    - ob die eigene Person gegenwärtig besser abschneidet (Absatz 15,24) als die andere Person oder sie selbst zu einem anderen Zeitpunkt ➔ abwärtsgerichtet
  - Wird ein Ausdrucksverhalten gehemmt (Absatz 15,21) ➔ *Inhibitory control*
  - Die Person tut nichts, wartet ab, bis sich das Gefühl von selbst gibt (Absatz 15, 21, 22, 23) ➔ *Prozess-Opponenten Strategie*
  - Wird ein Superlativ verwendet, und/oder war ein Gefühl nicht beeinflussbar (Absatz 15, 4 und 21)? ➔ *Impulsivität*

Exemplifizierungen

Da ist es wichtig, nicht plötzlich und prompt zu reagieren. Wichtig ist, auch an problematische Folgen zu denken. Diese können auch später eintreten, gar nicht sogleich. Was wäre, wenn ich nicht gleich jetzt entscheiden würde?

Definition 2:

Es wird ein Verhalten oder ein Zustand ständig wiederholt (z. B. Grübeln) bei negativer emotionaler Reaktion/Bewertung der Situation → *Die Wiederholung einer Lage = Lageorientierung = Perseverationsneigung.*

Pfad durch die konstitutiven Komponenten

Tabelle 25: Pfad durch die konstitutiven Komponenten – Lageorientierung/Perseveration

Die Definition beinhaltet	**Gehe zu**
Verben	Absatz 15
Valenz negativ	Absatz 5
Innerer Zustand: Trägerfunktion für	Absatz 22
Ereignisse oder Zustand = Elementen – Relation zu = enthalten in „Innerer Zustand"	Absatz 2 oder Absatz 9 und Absatz 29
Wiederholungspartikel oder Kontinuität	Absatz 27 oder Absatz 14

Exemplifizierungen

Immer wieder wiederholte ich die negative Situation in meinen Gedanken, ich konnte dies nicht abstellen, meine Stimmung wurde dadurch auch nicht besser.

4. Konstrukt: Modelle und ihre Wechselwirkung

Definition

Modelle sind Annahmen. Die Annahmen beziehen sich auf Verhaltensweisen, Zustände und Prozesse der eigenen Person oder auf eine andere Person.

Vergleiche innerer Zustände und Prozesse sind Modelle. Die Wechselwirkungen der Modelle sind Sequenzen, Implikationen und Oszillationen von Annahmen. Die Oszillationen sind die Grundlage für Modelle höherer Ordnung.

Pfad durch die konstitutiven Komponenten

Tabelle 26: Pfad durch die konstitutiven Komponenten – Modelle und ihre Wechselwirkung

Die Definition beinhaltet	Gehe zu
Protagonist:in	Absatz 17
Rezipient:in	Absatz18
Annahme bzgl.	Absatz 3, oder 12, oder 22
Zustände, Prozesse	Absatz 2 oder 9
Sequenzen	Absatz 26, 22 oder 12
Implikationen von Sequenzen	Absatz 29 bzw. BUT-Test oder Absatz 13

Abstufungen oder Differenzierungen des Konstruktes

Die Modelle lauten (Absatz 13):
Wie sieht sich Ego selbst (Modell 1. Ordnung)
➔ Annahme über mich

Wie sieht sich vermutlich Alter selbst (Modell 2. Ordnung)
➔ Vermutung über eine Vermutung

Wie sieht vermutlich Alter mich (Modell 3. Ordnung)
➔ Annahme über die Annahme einer Annahme (Annahme eines Prozesses, deren Inhalt wiederum meine möglichen Perspektiven sind/sein könnten. (Alter könnte denken, dass ich denken könnte ...).

Exemplifizierungen

Ich denke, dass .... meine/glaube, dass ... = Modell 1. Ordnung
„Ich denke, dass er die Situation anders beurteilt; über die Situation anders denkt ..."
= Modell 2. Ordnung: „denke, dass denkt".

Beispiele für eine Sprache der Unsicherheit oder eine Sprache der Wahrscheinlichkeit:
„Ich glaube, dass ich XY kann" (Modell 1. Ordnung).

„Ich glaube, dass X glaubt..." (Modell 2. Ordnung).

„Ich glaube, dass Z. glaubt, dass ich glaube ..." (Modell 3. Ordnung).

5. Konstrukt: Intraindividuelle Konsistenz bzw. Inkonsistenz

Definition

Intraindividuelle Konsistenz und Inkonsistenz bzw. Diskrepanz (Unterschiedlichkeit) setzen eine Gegebenheit (Verhalten, Objekt, Ereignis) voraus und inkludieren deren Einschätzung durch die eigene Person, d.h. ob diese Gegebenheit vermeintlich von mir selbst erwünscht oder unerwünscht ist.

Pfad durch die konstitutiven Komponenten

Tabelle 27: Pfad durch die konstitutiven Komponenten – Intraindividuelle Konsistenz bzw. Inkonsistenz

Die Definition beinhaltet	Gehe zu
Protagonist:in	Absatz 17
Verhalten, Objekt, Zustand, Ereignis, Entscheidung	Absatz1 oder 2 oder 9
Annahme	Absatz 3 oder 22
Erwünscht	Absatz 5 oder 10
Eine Negation	Absatz 21
Konsistenz/Inkonsistenz	Absatz 6

Abstufungen oder Differenzierungen des Konstruktes

Die Frage lautet (Kuhl, 1983; Lauterbach, 2001): Sind zwei Inhalte simultan oder sukzessive gegeben?

Das heißt, kommen Alternativen oder Optionen innerhalb einer Person vor und kommen Bewertungen derselben vor (Absatz 5)?
Beziehen sich diese Bewertungen auf können, wünschen/wollen oder sollen/müssen

- kommt dabei eine Negation = antithetisch = verneinend (Absatz 21) vor?
  ➔ Konflikt/Inkonsistenz
- kommen zwei Negationen vor?
  ➔ Konsistenz
- kommt keine Negation / = thetisch = bejahend oder zustimmend vor?
  ➔ Konsistenz

Exemplifizierungen

Ich will das nicht müssen, ich will endlich mal wollen. Das will ich zwar, aber ob ich es schon schaffen werde, das glaube ich eigentlich noch nicht.

6. Konstrukt: Akzeptanz vs. Rejektion der intraindividuellen Konsistenz vs. Inkonsistenz/Diskrepanz

Definition

In den Sätzen/Segmenten wird ein Modell einer/s Protagonist:in genannt, in welchem er/sie sich selbst abbildet und die eigene Einschätzung bewertet (Lucius-Hoene & Deppermann, 2004).

Pfad durch die konstitutiven Komponenten

Tabelle 28: Pfad durch die konstitutiven Komponenten – Akzeptanz vs. Rejektion der intraindividuellen Konsistenz vs. Inkonsistenz/Diskrepanz

Die Definition beinhaltet	Gehe zu
Protagonist:in und Annahme	Absatz 17 und 3
Konsistenz/Inkonsistenz	Kategorie 6
Kontinuität von Konsistenz/Inkonsistenz	Absatz 14 bzw.11
Diskontinuität von Konsistenz/Inkonsistenz	Absatz 14 bzw. 11
Implikatur zwischen Annahmen	Absatz 3 und 29

Abstufungen oder Differenzierungen des Konstruktes

- Akzeptanz bedeutet, dass die Person die Kontinuität der Konsistenz der eigenen Einschätzung will.
  - Konsistenz bedeutet hier: thetischer Satz.
- Akzeptanz bedeutet, dass die Person die Kontinuität der Inkonsistenz der eigenen Einschätzung will.
- Rejektion bedeutet, dass die Person die Diskontinuität der Inkonsistenz der eigenen Einschätzung will.
  - Inkonsistenz bedeutet hier: antithetischer Satz.
- Rejektion bedeutet, dass die Person die Diskontinuität der Konsistenz der eigenen Einschätzung will.

Damit wird die subjektive und intraindividuelle Bestätigung oder Zurückweisung einer konsistenten oder inkonsistenten Kombination von Valenzen erfasst.

Exemplifizierungen

Ich bin mit mir so gar nicht zufrieden. Ich möchte wesentlich zielstrebiger sein, immer nehme ich mir was vor, und dann warte ich. Aber wenn der Zeitpunkt gekommen ist, dann finde ich einen späteren.

7. Konstrukt: Interindividuelle Konsistenz/Inkonsistenz

Definition

Interindividuelle Konsistenz oder Inkonsistenz besteht in der Übereinstimmung oder Unterschiedlichkeit der wechselseitigen faktischen Einschätzung und Bewertung der anderen Person.

Pfad durch die konstitutiven Komponenten

Tabelle 29: Pfad durch die konstitutiven Komponenten – interindividuelle Konsistenz/Inkonsistenz

Die Definition beinhaltet	Gehe zu
Protagonist:in	Absatz 17
Rezipient:in	Absatz 18
Verhalten, Objekt, Zustand, Ereignis, Entscheidung	Absatz 1 oder 2, oder 9
Faktisch	Absatz 3
Erwünscht	Absatz 5 oder 10
Eine Negation	Absatz 21
Konsistenz/Inkonsistenz	Absatz 6

Abstufungen oder Differenzierungen des Konstruktes

- Werden Hinweise auf die räumliche und zeitliche Koexistenz zweier Personen genannt?
- Werden Hinweise auf eine Bewertung der einen Person A durch die andere Person B genannt (Absatz 5)?
- Werden Hinweise auf eine Bewertung der einen Person B durch die andere Person A genannt (Absatz 5)?
- Hinweise auf Übereinstimmungen (Absatz 6) = Konsistenz.
- Hinweise auf Widersprüche (Absatz 6) = Inkonsistenz.

Exemplifizierungen

Ich habe den Eindruck, dass diese Person ganz anders gesehen wird, als sie tatsächlich ist. Wie ist denn das möglich?

8. Konstrukt: Akzeptanz oder Rejektion der interindividuellen Konsistenz oder Inkonsistenz

Definition

Akzeptanz bedeutet, dass die Person die Kontinuität der Konsistenz bzw. Inkonsistenz der eigenen und der Einschätzung der anderen Person will bzw. bestätigt

Rejektion bedeutet, dass die Person die Diskontinuität der Konsistenz bzw. Inkonsistenz der eigenen und der Einschätzung der anderen Person will bzw. bestätigt

Pfad durch die konstitutiven Komponenten

Tabelle 30: Pfad durch die konstitutiven Komponenten – Akzeptanz oder Rejektion der interindividuellen Konsistenz oder Inkonsistenz

Die Definition beinhaltet	Gehe zu
Protagonist:in	Absatz 17
Rezipient:in	Absatz 18
Konsistenz/Inkonsistenz	Kategorie 6
Kontinuität von Konsistenz/Inkonsistenz	Absatz 14a bzw.11
Diskontinuität von Konsistenz/Inkonsistenz	Absatz 14b bzw. 11

Abstufungen oder Differenzierungen des Konstruktes

Werden Übereinstimmungen bzw. Meinungsunterschiede zwischen mind. zwei Personen formuliert, und werden diese von einer Person bewertet?

- Gewünscht ist die Aufrechterhaltung der Übereinstimmung = Akzeptanz der Konsistenz.
- Gewünscht ist die Aufrechterhaltung der Unterschiedlichkeit = Akzeptanz der Inkonsistenz.
- Gewünscht ist die Beendigung der Übereinstimmung = Rejektion der Konsistenz.
- Gewünscht ist die Beendigung der Unterschiedlichkeit = Rejektion der Inkonsistenz.

Exemplifizierungen

Ich wäre so glücklich, wenn wir einen Kompromiss finden. Nein, mit so einer Sichtweise will ich gar nicht konform gehen. Dieser Konsens wäre ein Konflikt für mich selbst

9. Konstrukt: Balance/Imbalance

Definition

Balance und Imbalance bestehen in der Übereinstimmung von der Koexistenz zweier Personen und der Bewertung dieser Koexistenz durch die eine Person oder in der Gegensätzlichkeit zwischen Koexistenz und Bewertung.

Pfad durch die konstitutiven Komponenten

Tabelle 31: Pfad durch die konstitutiven Komponenten – Balance/Imbalance

Die Definition beinhaltet	**Gehe zu**
Protatgonist:in Präsenz	Absatz 17, 25
Rezipient:in Präsenz	Absatz 18, 25
Bewertung Protagonist:in **über** Rezipient:in	Absatz 5
Bewertung Rezipient:in über Protatgonist:in	Absatz 5
Vergleich der Bewertungen	Absatz 25
Übereinstimmung oder Widerspruch	Absatz 24

Abstufungen oder Differenzierungen des Konstruktes

- Werden Hinweise auf die räumliche und zeitliche Koexistenz zweier Personen A und B genannt?
- Werden im Satz/Segment (a) Hinweise auf eine Bewertung der einen Person A durch die andere Person B genannt?
- Werden im Satz/Segment (b) Hinweise auf eine Bewertung der Person B durch die Person A genannt?
- Werden Satz/Segment (a) und Satz/Segment (b) verglichen?
- Hinweise auf Übereinstimmungen zwischen a und b bzw. a und c = Balance.
- Hinweise auf Widersprüche = Imbalance.

Exemplifizierungen

Schön, dass wir uns treffen. Ja, das finde ich auch. Oder: Ja, irgendwie werden wir uns schon verständigen können. Na klar, es muss ja nicht gleich vehement werden …

Hoffentlich. Ich kenne andere Gespräche … Aber irgendwie sind auch Gegensätze o.k., die gehören auch dazu, oder?

10. Konstrukt: Prozedurale Gerechtigkeit

Definition

Zwischen Protagonist:in und Rezipient:in findet eine Kommunikation statt. Es werden Bedingungen und Methoden für die aktive und passive Rolle genannt. Die zeitlichen Bedingungen und Methoden zwischen Protagonist:in und Rezipientin:in sind fair bzw. adäquat. Gehemmt werden Methoden des Bewertens der persönlichen Merkmale und der Manipulation der anderen Person.

Pfad durch die konstitutiven Komponenten

Tabelle 32: Pfad durch die konstitutiven Komponenten – prozedurale Gerechtigkeit

Die Definition beinhaltet	Gehe zu
Protagonist:in	Absatz 17
Rezipient:in	Absatz 18
Bedingungen und Methoden	Absatz 24, 28
Aktiv/passiv	Absatz 23
Gleichheit	Absatz 24, 25
Gehemmt	Absatz 23b
Bewerten	Absatz 15

Exemplifizierungen

Das ist ein Gespräch. Das soll doch fair sein. Zunächst mal: Bitte, jede Person soll zumindest etwa gleich lang sprechen. Es ist nicht o.k., wenn eine Person auch alles zeitlich dominiert. Bitte keine Unterbrechungen. Ja, und dann: bitte sachlich bleiben. Keine persönlichen Bewertungen und natürlich auch keine Abwertungen.

Abstufungen oder Differenzierungen des Konstruktes

- Wird einem Partner von dem Anderen ein Tausch angeboten, bei dem eine nicht realisierbare Option ersetzt oder ein Verlust oder eine Benachteiligung ausgeglichen werden kann?
  → *Kompensation*
- Werden durch rationale oder durch emotionale, auf die Bedürfnisse oder auf den Selbstwert (und auf die Moral) bezogene Techniken ein Ergebnis angestrebt?
  → *Überzeugen* oder *Überreden*
- Werden dem Partner Belohnungen oder Bestrafungen in Aussicht gestellt unter der Bedingung, ein bestimmtes Verhalten zu zeigen oder zu unterlassen?
  → *Versprechungen oder Drohungen*

- Wird von einer Person die Erwartung eines Nutzens geschildert, zu dem ihm der Partner verhelfen kann, obwohl er dem Partner schaden könnte? Wird von einem vorteilhaften Verhalten des/der Protagonist:in dem/der Rezipient:in gegenüber berichtet, trotz des Risikos daraus erwachsender Nachteile angesichts seiner/ihrer Reaktionsmöglichkeiten?
  → *Vertrauen*
- Wird von einer Person berichtet, einen Wert konsumiert zu haben, ohne den Gegenwert zu leisten (= ohne zu bezahlen)?
  → *Kontraktbruch*
- Wird von einer Person berichtet, der wider besseres Wissen unzutreffende Informationen an Andere übermittelt?
  → *Täuschung*

11. Konstrukt: Interdependenzen

Definition

Zwei Personen müssen eine Entscheidung treffen. Die Entscheidung hat für mindestens eine Person mindestens eine Konsequenz. Die Konsequenz hat eine Valenz.

Pfad durch die konstitutiven Komponenten

Tabelle 33: Pfad durch die konstitutiven Komponenten – Interdependenzen

Die Definition beinhaltet	Gehe zu
Protagonist:in	Absatz 17
Rezipient:in	Absatz 18
Konsequenz	Absatz 12 oder 26 und 5 oder 10 oder 19
Entscheidung	Absatz 8

- Die Sätze/Segmente beinhalten einen/e Protagonist:in und einen/e Rezipient:in, denen Alternativen für eine Auswahl zur Verfügung stehen.
- Wird erwähnt, wie mehr oder weniger gewünscht oder unerwünscht wichtig oder gewollt diese für wenigstens einen der beiden Personen sind? → *siehe Interdependenzen*
- Wird erwähnt, ob die Entscheidung des einen Partners für die Entscheidung des anderen Partners eine Bedeutung hat und seine Entscheidung oder die Wünschbarkeit oder Relevanz beeinflusst? → *siehe Interdependenzen*

Exemplifizierungen

Dies ist eine Möglichkeit. Aber betrachten wir mal ihre Folgen. Eine Entscheidung dafür bedeutet auch durchaus schwierige Konsequenzen. Wie sieht denn die Verantwortung dafür aus? Und die Entscheidung ist durchaus auch kritisch und riskant ... Wir können beide davon betroffen sein.

Abstufungen oder Differenzierungen des Konstruktes

- Gewinnt eine Person den Verlust der anderen Person? Ja. Ist ein gemeinsamer Ertrag möglich? Nein
  → *Nullsummenspiel*

- Gewinnt eine Person den Verlust der anderen Person? Nein. Können beide gewinnen oder verlieren? Ja. Kann eine Person mehr und die andere Person weniger gewinnen oder verlieren? Ja. Ist ein gemeinsamer Ertrag möglich? Ja.
  → *Nicht-Nullsummenspiel*

- Wird über die Einflussmöglichkeiten der Personen berichtet? Ob die Entscheidungen, Handlungen, Zustände des/r Protagonist:in die Entscheidungen, Handlungen, Zustände des/r Rezipient:in beeinflussen? „Was bedeutet meine Wahl für den anderen"?, „Was bedeutet seine Wahl für mich"? „Was bedeuten unsere Wahlen für uns beide"? (= interindividueller Vergleich).
  → *Kontrolltyp*

- Wird berichtet, der Gewinn oder Verlust hänge ausschließlich von der Entscheidung der anderen Person ab, wobei die andere Person eine beliebige Entscheidung treffen kann, also quasi tun kann, was er/sie will, „der/die Protagonist:in ist hilflos"?
  → *Schicksalskontrolle.*

- Wird berichtet, der Gewinn oder Verlust hänge ausschließlich von der Entscheidung des/r Protagonist:in ab, während die andere Person eine beliebige Entscheidung treffen kann, also quasi tun und lassen kann, was er/sie will, „die andere Person hat keine Chance"?
  → *Kontaktkontrolle*

- Wird berichtet, der Gewinn oder Verlust hänge von der Entscheidung beider Personen ab?
  → *Verhaltenskontrolle*

12. Konstrukt: Distributive Gerechtigkeit

Definition

Von Protagonist:in und/oder Rezipient:in wird eine Auswahl aus den Alternativen oder eine Aufteilung der Gewinne und Verluste angesprochen. Bei der Auswahl wird eine akzeptierbare Gleichheit zwischen den Erträgen der Personen genannt.

Pfad durch die konstitutiven Komponenten

Tabelle 34: Pfad durch die konstitutiven Komponenten – distributive Gerechtigkeit

Die Definition beinhaltet	Gehe zu
Protagonist:in	Absatz 17
Rezipient:in	Absatz 18
Wahl	Absatz 13 oder 8
Gleichheit	Absatz 24
Konsequenzen	Absatz 12
Valenz	Absatz 5 oder 10 oder/und 7 oder 19

Abstufungen oder Differenzierungen des Konstruktes

- Wir bekommen alle gleichviel → *Equity*
- Jeder bekommt nach seinem Bedürfnis → *Need*
- Jeder bekommt nach Aufwand/Einsatz → *Equality*

Exemplifizierungen

Ich brauche einfach mehr als du; ich habe auch deswegen mehr und länger gearbeitet. Ich benötige X…, anders schaffe ich das nicht.

13. Konstrukt: Interindividuelle Präferenzen

Definition

Von Protagonist:in und Rezipient:in wird eine Auswahl aus den Alternativen oder eine Aufteilung der Gewinne und Verluste angesprochen. Bei der Auswahl der Gewinne oder Verluste wird eine Ungleichheit zwischen den Erträgen der Personen genannt.

Die Kriterien sind gekennzeichnet durch mindestens zwei Personen und ihre Vergleiche bzw. (implizite) Bedeutung der Auswahl der Alternativen oder für den Gewinn oder Verlust.

Pfad durch die konstitutiven Komponenten

Tabelle 35: Pfad durch die konstitutiven Komponenten – interindividuelle Präferenzen

Die Definition beinhaltet	**Gehe zu**
Protagonist:in	Absatz 17
Rezipient:in	Absatz 18
Entscheidung/Wahl	Absatz 8/13
Gewinn/Verlust	Absatz 5, 7, 10, 20,
Konsequenz	Absatz 22, 26
Vergleich für sich und den anderen Menschen	Absatz 24
Prioritäten	Absatz 10

Abstufungen oder Differenzierungen des Konstruktes (siehe Absatz 10)

- Ich will möglichst viel → *individualistisch*
- Ich soll möglichst wenig bekommen → *masochistisch*
- Du sollst möglichst viel bekommen → *altruistisch*
- Du sollst möglichst wenig bekommen → *aggressiv*
- Wir sollen beide möglichst viel bekommen → *kooperativ*
- Wir sollen beide möglichst wenig bekommen → *destruktiv*
- Ich will mehr als du → *konkurrenzorientiert*

Exemplifizierungen

„Du hast mehr bekommen als ich, das will ich auch. Ich will, dass wir beide dasselbe bekommen“, entspricht einem Wunsch nach Kooperation

14. Konstrukt: Reziprozität

Definition

Reziprozität bedeutet: Auf das Verhalten, den Zustand, die Entscheidung der einen Person folgt zeitlich ein Verhalten, Zustand oder eine Entscheidung des anderen (Absatz 15). Damit ist ein interindividueller Austausch von Bewertungen und/oder Werten gemeint.

Pfad durch die konstitutiven Komponenten

Tabelle 36: Pfad durch die konstitutiven Komponenten – Reziprozität

Die Definition beinhaltet	Gehe zu
Möglichkeit	Absatz 3
Von Rezipient:in oder von Protagonist:in	Absatz 17 oder 18
Zu erhalten/zu geben	Absatz 23
Gewinn/Verlust	Absatz 5, 20, 7
Zeitpunkt	Absatz 25, 26
Zu erhalten/zu geben	Absatz 23
Zustand oder Entscheidung	Absatz 8 oder 9

- Eine Person reagiert auf die Entscheidung des/r Partner:in und wiederholt diese
  → *Wiederholung*
- Reagiert auf eine negative Entscheidung des/r Partner:in positiv
  → *Vergebung*
- Mit zunehmender Anzahl der Wiederholungen sinkt die Valenz oder Wichtigkeit
  → *Sättigung*
- Mit zunehmendem zeitlichem Abstand zwischen den Handlungen sinkt die Valenz oder Wichtigkeit
  → *Werteschwund*

Exemplifizierungen

Ich reagiere auf das Verhalten der anderen Person mir gegenüber. Ich reagiere nicht so, wie ich behandelt wurde.

B. Konstatiere die Merkmale der Konstrukte

Analoge Konzepte werden auch bei Leibetseder (2023a, S. 51–56) definiert. In dieser Studie werden jedoch die inhaltsanalytischen Einheiten von Leibetseder (2023a, S. 51–56) linguistisch operationalisiert. Die linguistische Operationalisierung besteht

1. in der Explikation von konstitutiven Merkmalen eines inhaltsanalytischen Kontextes.
2. Diesen werden die semantischen Kriterien zugeordnet.
3. Die semantischen Kriterien werden auf korrespondierende syntaktische Kriterien appliziert.

1. Absatz: Konstatiere Alternative

Alternativen sind prinzipiell Optionen, die verglichen werden können oder zwischen denen gewählt werden kann (Leibetseder, 2023a, S. 54).

Tabelle 37: Merkmale der Konstrukte – semantische Kriterien – Alternative

Semantische Kriterien	Gehe zu
Objekt und Merkmal = Ausprägung	Absatz 2, 16, 24
Aktiv/passiv	Absatz 23
Zustände	Absatz 9

Exemplifizierungen

(1) Urlaub in den Bergen oder (2) Urlaub an einem Meer:

a. Entweder wir versuchen „das Ziel X“ zu erreichen (aber das auch mit Anstrengung), oder
b. wir halten das für zu wenig wahrscheinlich, oder
c. wir warten gegenwärtig noch auf eine günstige Chance.

2. Absatz: Konstatiere Ereignis und Prozess

Der Satz/Das Segment eines Ereignisses enthält

- ein Objekt/eine Situation/einen Zustand/ein Merkmal zu zwei unterschiedlichen Zeitpunkten und
- zeigt eine Komparativrelation oder eine Änderung der implizierten Merkmale oder Zustände (ändert sich) – Merkmale sind dabei Objekte oder Ausprägungen, die Elemente eines übergeordneten Objektes sind (z. B. Federn sind Merkmale eines Vogels).
- Es zeigt sich eine Abfolge (= Sequenz) von Objekten oder Merkmalen.

Tabelle 38: Merkmale der Konstrukte – semantische Kriterien – Ereignis und Prozess

Semantische Kriterien	Gehe zu
Annahme	Absatz 12, oder 22
Abfolge	Absatz 26
Komparativrelation	Absatz 24 und 14
innerorganismisch	Absatz 15/Zustandsverben

Exemplifizierungen

Ich glaube – nein eigentlich bin ich mir ziemlich sicher –, die Schmerzen lassen allmählich von selber wieder nach und werden bald – vielleicht in einigen Tagen – wieder weniger.

Ich hätte diese Stadt fast nicht mehr wiedererkannt; die ist so anders geworden.

3. Absatz: Konstatiere Merkmale, Tatsachen und Annahmen

Tatsachen sind Objekte, Merkmale oder Ereignisse.

- Merkmale sind Dimensionen. Dimensionen sind durch graduelle Ausprägungen gekennzeichnet.
- Objekte sind Kategorien. Kategorien umfassen Exemplare. Exemplare sind Varianten. Varianten sind durch notwendige und durch nicht notwendige Merkmale gekennzeichnet.
- Die Modelle sind Annahmen. Annahmen (Kahneman & Tversky, 1982) sind stets eine Kombination aus Fakten und Möglichkeiten oder aus Möglichkeiten und Möglichkeiten.

Die Sätze/Segmente, die Modelle ausdrücken, beinhalten zwei Verben, davon mindestens ein Verb im Futur oder Konjunktiv und eine Kondition – Konsekutiv-Relation zwischen den Verben.

Sie beinhalten eine innere Repräsentation und die innere Repräsentation einer inneren Repräsentation.

Abstufungen oder Differenzierungen des Konstruktes

Kahneman & Tversky (1982) unterscheiden eine extern und eine intern bedingte Unsicherheit bzw. Wahrscheinlichkeit. Extern bedingte Unsicherheit bezieht sich entweder auf Frequenzen oder prototypische Ereignisse bzw. habituell oder dispositionell bedingte Chancen. Intern bedingte Wahrscheinlichkeiten bedeuten Wiedererkennen oder Wiedererinnern bzw. das Gegenteil.

Das Konzept basiert auf der „Sprache der Unsicherheit“ oder auf einer Sprache der Wahrscheinlichkeit (Druzdzel, 1989; Kahneman & Tversky, 1982; Lichtenstein & Newman, 1967; Reyna, 1981).

Beispiele für das Vokabular der Unsicherheit bzw. Wahrscheinlichkeit: hoch wahrscheinlich, sehr wahrscheinlich, ziemlich chancenreich, unsicher, sehr unwahrscheinlich, selten, höchst unwahrscheinlich, sicher, unmöglich, notwendigerweise, nicht zu erwarten, im Gegenteil.

Häufigkeitsangaben, Aspekte der subjektiven Sicherheit vs. Unsicherheit, der Chance, des subjektiven Zweifels, der Fähigkeit und Eignung, der Möglichkeit, der Vermeidbarkeit oder Unvermeidbarkeit, des Vielleicht, des Gegenteils, des Vermutens oder Überraschens, des Wissens, der Prototypikalität, des Erwartens, Hoffens, Befürchtens, des nicht mehr Wissens, des unsicheren Wissens, des nicht/Erinnerns, des „soviel ich weiß“, scheint/nicht/so zu sein, wer weiß etc. …

Tabelle 39: Merkmale der Konstrukte – semantische Kriterien – Merkmale, Tatsachen und Annahmen

Semantische Kriterien	**Gehe zu**
Faktum	Absatz 22, 25
Erwartung	Absatz 22

Exemplifizierungen

Wahrscheinlich ist das gar nicht so schwierig. Ich habe aber befürchtet, dass ich nicht mehr genug Zeit habe, um diese Arbeit abzuschließen. Aber gehofft habe ich es schon.

4. Absatz: Konstatiere Kontrollierbarkeit

Sätze/Segmente oder Passagen der Kontrollierbarkeit beinhalten eine Finalrelation, eine Konditionalrelation mit Negation der Finalrelation oder eine Instrumentalrelation mit Negation der Negation.

Sätze/Segmente der Unkontrollierbarkeit beinhalten keine Instrumentalrelation mit Negation der Negation oder die Negation einer Instrumentalrelation.

Tabelle 40: Merkmale der Konstrukte – semantische Kriterien – Kontrollierbarkeit

Semantische Kriterien	**Gehe zu**
Kontrollierbarkeit	Absatz 10 oder 20, 28 und 21
Unkontrollierbarkeit	Absatz 10, 21 und 28

Exemplifizierungen

Ich habe mich so bemüht und einige Monate lang systematisch trainiert: Ja, und das war's: ich habe die Tour wirklich geschafft.

5. Absatz: Konstatiere Valenz des Verbums

Sätze/Segmente der Valenz beinhalten eine Subjektrelation mit einer Aktivität oder Passivität, eine Objektrelation oder Ereignisrelation oder einen Zustand, eine Komparativrelation und Kontinuität oder Diskontinuität.

Tabelle 41: Merkmale der Konstrukte – semantische Kriterien – Valenz des Verbums

Semantische Kriterien	**Gehe zu**
Valenz positiv	Absatz 15, 10, 14
Valenz negativ	Absatz 15, 14, 10 und 21
Valenz positiv:	(Valenz negativ) und 14 (Diskontinuität oder 21)
Valenz negativ	(Valenz positiv) und 14 (Diskontinuität oder 21)

Exemplifizierungen

Viele Monate lang war mir alles so anstrengend. Aber seit ich die Stelle gewechselt habe, merke ich wirklich eine Erleichterung.

6. Absatz: Konstatiere Konsistenz oder Inkonsistenz

Gegeben sind entweder

- ein Objekt mit mehreren koexistierenden Merkmalen positiver und/oder auch negativer Valenz
- oder Handlungen mit mehreren Konsequenzen positiver und/oder auch negativer Valenz für die eigene Person
- und/ der für die andere Person.

Konsistent sind Sätze/Segmente oder Passagen mit entweder positiven oder negativen Merkmalen bzw. Konsequenzen.

Inkonsistent sind Sätze/Segmente oder Passagen mit sowohl positiven als auch negativen Merkmalen bzw. Konsequenzen (Leibetseder, 2023a, S. 54).

Tabelle 42: Merkmale der Konstrukte – semantische Kriterien – Konsistenz oder Inkonsistenz

Semantische Kriterien	Gehe zu
Protagonist:in	Absatz 17
Rezipient:in	Absatz 18
Alternative	Absatz 2, 16,
Konsequenz für Protagonist:in/Rezipient:in	Absatz 12 oder 26
Valenz positiv	Absatz 5
Valenz negativ	Absatz 5
Konsistent	Valenz positiv und positiv; oder negativ und negativ
inkonsistent	Valenz positiv und negativ

Exemplifizierungen

Diese Wohnung erscheint mir sehr günstig, sie hat so viele positive Merkmale, z. B. die Größe, die Umgebung, die Ruhe und so weiter. Meine Familie sieht das zwar auch so, aber nicht nur so. Sie gibt zu bedenken, dass … z. B. die Erreichbarkeit etwas schwierig ist.

7. Absatz: Konstatiere Hinweise auf die Wichtigkeit

Eine Bedingung ist umso wichtiger, je länger ein Subjekt in der Kondition oder Konsekution aktiv oder passiv war (= investiert hat oder verzichtet hat auf …) und je weniger Alternativen für Kontinuität oder Diskontinuität (anstreben oder vermeiden) der Kondition oder Konsekution präsent sind.

Tabelle 43: Merkmale der Konstrukte – semantische Kriterien – Wichtigkeit

Semantische Kriterien	Gehe zu
Subjekt	Absatz 17 oder 18
Kondition – Konsekution	Absatz 12
Aktiv oder passiv	Absatz 23 und 24
Weniger Kontinuität	Absatz 14 oder 20 und 21
Mehr Diskontinuität	Absatz 14 oder 20 und 21

Exemplifizierungen

Ich habe immer viel Geduld gehabt und gewartet, bis alle selbstständig geworden sind. Wenn sie schulische Probleme hatten, dann sind sie zu mir gekommen, und dann haben wir diese gemeinsam gelöst. Aber jetzt ist das nicht mehr notwendig. Jetzt plane ich auch eigene Reisen. Das gefällt mir sehr gut.

8. Absatz: Konstatiere Entscheidung

Eine Entscheidung ist die individuelle Priorität einer von mindestens zwei Optionen (Pfister et al., 2017).

Tabelle 44: Merkmale der Konstrukte – semantische Kriterien – Entscheidung

Semantische Kriterien	Gehe zu
Alternativen	Absatz 1
Wahl	Absatz 13
Wunsch	Absatz 10
trotz Widerstände	(2x Absatz 6), Absatz 14b oder 21.
Kontinuität/Diskontinuität	Absatz 14

Exemplifizierungen

Das war gar keine so leichte Entscheidung. Ich wollte unbedingt dieses Studium. Aber die Familie war strikt gegen diese Möglichkeit, die ich so sehr wünsche; ständige Gegenargumente, und die Hinweise, das Studium zu wechseln. Aber ja, trotz der Kritik: ich studiere mit großem Interesse weiter.

9. Absatz: Konstatiere Zustand

Ein Zustand ist ein Intervall, in dem eine definierte Struktur fixiert ist. Eine Struktur besteht aus bestimmten Merkmalen und ihren Wechselwirkungen (vgl. Klix & Krause, 1969). Im Intervall zeigt sich keine Änderung des Objektes oder der Situation.

Linguistische Kriterien

Es zeigen sich keine sequentielle Komparativrelation und keine Änderung der implizierten Merkmale (ändert sich nicht), sondern Äquivalenzrelationen zwischen den Zeitpunkten des Intervalls.

Tabelle 45: Merkmale der Konstrukte – semantische Kriterien – Zustand

Semantische Kriterien	Gehe zu
Intervall	Absatz 25
Keine Änderung	Absatz 24 und 21

Exemplifizierungen

Alles braucht Zeit. Man muss auch mal abwarten können; auch wenn sich mal nichts ändert. Vielleicht ist es sehr gut, denn dann wird aus Ruhe vielleicht innerer Friede.

10. Absatz: Konstatiere Prioritäten, Ziele und Wünsche

Wunsch ist ein nicht saturierter Zustand. Erwartet wird ein Hedonismus oder eine Vermeidung von Anhedonismus (Grawe et al., 1994; Kafka, 1950).

Ziele sind Wünsche. Sprachlich charakteristisch sind der Konjunktiv und/oder das Futurum oder ein Imperativ. Zu unterscheiden sind Ziele des Erreichens und des Vermeidens und Verhinderns. Die Erreichbarkeit ist zumindest minimal möglich (Leibetseder, 2018, S. 54; Öttl & Kleiter, 1979; Wilensky, 1978). „Sämtliche Ziele können auf ein interindividuelles Ereignis oder auf ein intraindividuelles Merkmal oder Geschehen bezogen sein" (Leibetseder, 2023a, S. 56).

Tabelle 46: Merkmale der Konstrukte – semantische Kriterien – Prioritäten, Ziele und Wünsche

Semantische Kriterien	Gehe zu
Wunsch	Absatz 20 und 21, 5, 6
Erreichbarkeit	Absatz 28 und 22

Exemplifizierungen

Könnte ich doch zur Ruhe kommen. Ich muss einfach mal die inneren Ansprüche an mich ändern; aber das fällt mir so schwer. Ich wünsche mir so sehr, meine Ansprüche an mich zu ändern.

11. Absatz: Konstatiere Zustimmung oder Zurückweisung (= Akzeptanz oder Rejektion)

Zustimmung oder Aufrechterhaltung ist die Akzeptanz. Zurückweisung oder Unterbrechung ist die Rejektion. Damit wird die subjektive und intraindividuelle Bestätigung oder Zurückweisung einer Valenz oder einer Kombination von Valenzen oder von Konsistenz und Inkonsistenz-Relationen verfasst. Aufrechterhaltung und Unterbrechung sind Kontinuität oder Diskontinuität der Konsistenz oder Inkonsistenz.

Tabelle 47: Merkmale der Konstrukte – semantische Kriterien – Akzeptanz oder Rejektion

Semantische Kriterien	**Gehe zu**
Absicht/Ziel/Wunsch	Absatz 10, 20
Kontinuität/Diskontinuität	Absatz 14

Abstufungen oder Differenzierungen

Tabelle 48: Schema Akzeptanz und Rejektion

Gegeben / **Gesucht**	**1** Übereinstimmung Intraindividuell	**2** Widerspruch Intraindividuell	**3** Übereinstimmung Interindividuell	**4** Widerspruch Interindividuell
a. Erstrebe Kontinuität; vermeide Diskontinuität	Implizit: Risiko der Irritation/Eliminierung: halte Konfirmation/Generalisierung (innere Stabilität) aufrecht.	Implizit: Risiko der Konfirmation/ Generalisierung (Selbstgerechtigkeit/innere Stabilität): halte Irritation/Eliminierung (Selbstkritik) aufrecht.	Implizit: Risiko eines Konfliktes (Irritation/Eliminierung): halte Konformität/Generalisierung aufrecht.	Implizit: Risiko der Konformität/ Generalisierung: halte Konflikt (Irritation/Eliminierung) aufrecht.
b. Erstrebe Diskontinuität; vermeide Kontinuität	Implizit: Risiko der Chronifizierung von Konfirmation/Generalisierung (Selbstgerechtigkeit): generiere Irritation (Selbstkritik)/Eliminierung (Reue).	Implizit: Risiko der Chronifizierung von Irritation/Eliminierung (Selbstkritik): generiere Konfirmation/ Generalisierung (innere Stabilität = Selbst-Gerechtigkeit).	Implizit: Risiko der Chronifizierung von Konformität/ Generalisierung: generiere Irritation/ Eliminierung (Konflikt).	Implizit: Risiko der Chronifizierung von Irritation/Eliminierung (Konflikt): generiere Konformität/Generalisierung.

Exemplifizierungen

Wie lange denn noch! Ich will keine Differenzen. Da will ich nicht mitarbeiten. Ich kann nicht glauben, dass ich dieses Problem nicht bedacht habe.
Dem Schema sind folgende Muster und Relationen zu entnehmen:

1. (a1) innerhalb von P gegeben: Übereinstimmung; von P gesucht: Übereinstimmung = Freude
   - = stabilisiere innere Übereinstimmung,
   - = betreffend Ego vs. Alter,
   - = betreffend Nutzen vs. Schaden,
   - = explizit: erstrebe – erhöhe /maximiere – z. B. Nutzen innerer Übereinstimmung z. B. für ...,
   - = implizit: vermeide – vermindere/minimiere – Risiko/Schaden inneren Widerspruches z. B. für ...

2. (a 2) innerhalb von P gegeben: Widerspruch; von P gesucht: Widerspruch = Sehnsucht; teile deinen Widerspruch auf mehrere Epochen auf:
   - = stabilisiere inneren Widerspruch,
   - = betreffend Ego vs. Alter,
   - = betreffend Nutzen vs. Schaden,
   - = explizit: erstrebe – erhöhe /maximiere – z. B. Nutzen inneren Widerspruches z. B. für ...
   - = implizit: vermeide – vermindere/minimiere – Risiko/Schaden innerer Übereinstimmung z. B. für ...

3. (b1) innerhalb von P gegeben: Übereinstimmung; von P gesucht: Widerspruch = Hass
   - = destabilisiere innere Übereinstimmung,
   - = betreffend Ego vs. Alter,
   - = betreffend Nutzen vs. Schaden,
   - = explizite: vermeide – vermindere/minimiere – z. B. Risiko/Schaden einer inneren Übereinstimmung z. B. für ...,
   - = implizite: erstrebe – erhöhe/maximiere – Nutzen eines inneren Widerspruches z. B. für ...

4. (b2) innerhalb von P gegeben: Widerspruch; von P gesucht: Übereinstimmung = Angst
   - = destabilisiere inneren Widerspruch,
   - = betreffend Ego vs. Alter,
   - = betreffend Nutzen vs. Schaden,
   - = explizit: vermeide – vermindere/minimiere – z. B. Risiko/Schaden eines inneren Widerspruches z. B. für ...
   - = implizit: erstrebe –erhöhe/maximiere – Nutzen einer inneren Übereinstimmung z. B. für ...

Semantische und syntaktische Konstituenten der Konstrukte

Die nun folgenden Kategorien (Absatz 12 bis Absatz 30) sind konkret entscheidbare, singuläre, semantisch-syntaktische Merkmale, die den komplexeren kategorialen Kontexten und subjektiven Bewertungen (Absatz 1 bis Absatz 11) zu Grunde liegen. Sie sind durch eine apodiktische Grammatik gekennzeichnet, die aus denknotwendigen Gründen a priori gültig ist.

12. Absatz: Konstatiere Konditional/Konsekutivrelationen

Konditionalrelation thematisiert:

a. Abhängigkeit der Vermutung,
   - der Wahrscheinlichkeit eines faktischen Ereignisses oder
   - der Wahrscheinlichkeit der Vermutung eines Ereignisses

b. von der vermuteten simultanen Wahrscheinlichkeit oder

c. vermuteten sukzessiven Wahrscheinlichkeit eines anderen Ereignisses.

Exemplifizierungen

Verwendet werden Konjunktive oder Attribute der Eventualität oder der Zukunft (vielleicht, vermutlich, wird so werden ...). Wenn ich genau plane und die anderen Möglichkeiten bedenke, dann könnte ich morgen im Schach vielleicht auch ein Glück haben.

13. Absatz: Identifiziere innere Repräsentation („Modell im Modell")

a. Gegeben sind Annahmen I – explizite oder Prognosen oder Konjunktiv.

b. Gegeben sind Annahmen II – explizite oder Prognosen oder Konjunktiv.

c. Implikationen von (a) durch (b).

Exemplifizierungen

Ich glaube, die andere Person wird denken, dass ich etwas ganz anderes vermuten werde. Wenn ich vermuten werde, was die andere Person über mich vermuten wird, dann ist Klarheit sicher hilfreich.

14. Absatz: Identifiziere Kontinuität und Diskontinuität (Leibetseder, 2023a, S. 55f.)

a. Kontinuität: kommen vor
- Plural,
- Wiederholungspartikel,
- Partikel des Aufrechterhaltens, Dauerns bzw. des Gewöhnens,
- Merkmale des Anstrebens oder
- des Bedürfens?

b. Diskontinuität: kommen vor
- Koexistenz von einem Prozess und
- einem Objekt bzw.
- einem zweiten Prozess.
- Negation zwischen a oder b = simultane Inexistenz?

Exemplifizierungen

Man kann nicht genug üben: je öfter, desto perfekter. Ich habe den Eindruck, das ist schon eine allgemeine Tendenz.

15. Absatz: Identifiziere konkrete/abstrakte Verben (Fiedler et al., 1994)

Zu unterscheiden sind in dieser Konzeption u. a.

a. Aktionsverben,
b. Zustandsverben,
c. relationale Verben,
d. Imperative und
e. Adjektive.

Exemplifizierungen

Laufen, trauern, ist fröhlich/ist gut gelaunt, laufe!, ist gewissenhaft, …

16. Absatz: Identifiziere: konkret/abstrakt – spezifisch/generell (Hoffmann, 1983)

Zu unterscheiden sind:
a. Wahrnehmbarkeit,
b. Klassifizierbarkeit bzw. generelle Eigenschaft.

Exemplifizierungen

Weinen ja, aber nur wenn es einen wirklichen Grund dafür gibt. Ein Mensch, der so klar und konkret spricht, dem ist Offenheit wichtig.

17. Absatz: Identifiziere die Subjektrelation des Themas und die Perspektive des Subjekts

Die Subjektrelation bezieht sich auf die sprechende oder handelnde Person und auf ein Prädikat.

1. Person Singular = Ich,
3. Person Singular = mir,
4. Person Singular = mich.

Exemplifizierungen

Ich kann mich so genau an den letzten Urlaub erinnern. Ich hinterfrage mich oft sehr kritisch. Ich sage mir immer wieder vor, ruhig zu bleiben.

18. Absatz: Identifiziere die Objektrelation des Themas

Die Objektrelation bezieht sich auf jene Person, auf welche die Sätze oder Handlungen gerichtet sind. Kennzeichnend sind

- 3. Person Singular oder Plural,
- 4. Person Singular oder Plural.

Exemplifizierungen

Ich sage dir, welche Arbeit dringlich ist. Glücklicherweise konnte ich den Anderen behilflich sein. Deine Interpretation berührt mich sehr. Du vergegenwärtigst mir immer die möglichen Alternativen einer Entscheidung.

19. Absatz: Identifiziere Personalpronomina

Diese Partikel beziehen sich stets auf eine Identität. Sie sind im Singular und im Plural präsent.

Exemplifizierungen

Ich, du, er/sie/es, wir, ihr, sie (Leibetseder, 2023a, S. 52).

20. Absatz: Identifiziere Finalrelationen

Eine Finalrelation gründet sich auf die Frage nach der Absicht oder Motivation. Damit soll ein inkompletter oder defizitärer innerer Zustand kompensiert werden. Damit soll ein problematischer oder aversiver innerer Zustand transformiert oder reduziert werden.

Die erschließbaren Fragen lauten „warum", „wieso", „weswegen", „weshalb" etc. Die Antwort beinhaltet stets „um zu…" erreichen oder vermeiden, oder „damit" erreicht oder vermieden werden kann oder „indem" erreicht, vermieden werden.

Zwischen mehreren Zielen können sequentielle Zusammenhänge oder Über- und Unterordnungen bestehen.

Exemplifizierungen

Ich habe mich genau vorbereitet, damit ich endlich einmal Anerkennung bekomme. Ich brauche Anerkennung für mein Selbstwertempfinden.

21. Absatz: Identifiziere Negationen

Damit werden all jene Partikel formuliert, denen eine Verringerung der Auftretenswahrscheinlichkeit eines Objektes, Merkmals, Zustandes, Prozesses, Ereignisses oder Ergebnisses zu entnehmen ist oder die eine Verringerung der Veränderung oder der Aufrechterhaltung beinhalten.

Exemplifizierungen

Die Chance für eine definierte Konsequenz nimmt sehr ab. Wenn das stimmen sollte, dann weiß ich nicht, was ich machen könnte. Ich halte die Wahrscheinlichkeit für minimal. Die finanzielle Lage wird so bleiben.

22. Absatz: Identifiziere Indikativ Präsens, Konjunktiv und Futur

a. Wird im Satz/Segment der Indikativ Präsens verwendet?
   → Faktum
b. Wird im Satz/Segment das Futurum oder ein Konjunktiv verwendet (vgl. Öttl & Kleiter, 1979)?
   → Erwartung, Vorhersage, Möglichkeit

Erwartungen und Annahmen beziehen sich auf künftige oder aktuell mögliche Ereignisse (Leibetseder, 2023a, S. 55).

Exemplifizierungen

Ich gehe in das Geschäft. Ich laufe eben. Jetzt höre ich Musik. Diese Musik wird mich auch künftig begleiten. Ich könnte mich aber künftig auch einem anderen Thema zuwenden.

23. Absatz: Identifiziere aktiv/passiv

a. Aktiv bedeutet, dass eine Person im Nominativ ein Verhalten an sich selbst oder an eine andere Person bzw. an ein Objekt emittiert.
b. Passiv bedeutet, dass an eine Person ein Verhalten oder ein Zustand adressiert wird. Darauf bezieht sich ein Pronomen entweder im Dativ oder im Akkusativ (mir, mich).

Exemplifizierungen

Ich habe immer auf mich selbst geachtet. Ich habe mir in dieser wichtigen Situation aber selbst sehr geholfen.

24. Absatz: Identifiziere Gleichheits- und Komparativrelationen

Die Gleichheitsrelation bezieht sich auf Adjektive und bedeutet eine Positivrelation; die Ungleichheit einer Ausprägung eines Merkmals bzw. Adjektivs bedeutet eine Komparativrelation oder ein Superlativ (Leibetseder, 2023a, S. 56)

- im Vergleich mit einem anderen Merkmal oder
- dem gleichen Merkmal zu unterschiedlichen Zeitpunkten oder
- im Vergleich mit einer anderen Person.

Exemplifizierungen

Also, wenn ich mich mit mir selbst vergleiche: Meine Kreativität ist höher als mein formales Denken. Früher hatte ich weniger Ideen und Einfälle als jetzt. Am besten verfüge ich über Sprachen.

25. Absatz: Identifiziere Raum- und Zeitrelationen

Kommen im Satz/Segment Merkmale und Vergleiche von Merkmalen vor, welche die Fragen nach „wo“ oder „wann“, „wie lange“ beantworten.

Exemplifizierungen

In diesem Wohngebiet, super, da fühle ich mich wohl. Ich wohne schon seit einigen Jahren hier und plane noch einige Jahre hierzubleiben.

26. Absatz: Identifiziere Sequenzen – zeitliche Abfolgen

Sequenzen sind Relationen zwischen den Zeitpunkten. Merkmale der Reihenfolge sind Partikel wie:

a. zuerst, dann, nachher, später,
b. in denen Partikel von Merkmalen genannt werden.

Exemplifizierungen

Zuerst habe ich mich hier sehr wohl gefühlt hier, aber dann ist es immer unruhiger geworden. Zuerst habe ich mich kritisch betrachtet, aber später habe ich auch auf meine Erfolge geachtet.

27. Absatz: Singular vs. Plural = generell vs. spezifisch

Diese Kriterien informieren über die Gültigkeit oder Präsenz eines Merkmals, Prozesses, Zustandes, Objektes:

- Generell: Immer, immer wieder, dauernd, …
- Spezifisch: Nur, dieses Mal, …

Exemplifizierungen

Immer wieder passiert mir da ein Fehler, das darf doch nicht wahr sein. Dauernd erinnere ich mich an diesen Misserfolg.

28. Absatz: Identifiziere Instrumentalrelationen

Die Fragen dazu betreffen die behaviorale Bedingung für eine Konsequenz (Leibetseder, 2023a, S. 56). Die semantische Frage lautet „womit", „wodurch". Die Antwort lautet: „indem", „damit".

Exemplifizierungen

Ich habe immer Sport gemocht und geübt. Damit konnte ich auf meine Gesundheit achten.

29. Absatz: Identifiziere begriffliche Inferenzen = Metaphern und Implikationen

„Eine Implikation ist genau dann falsch, wenn die Prämisse gegeben ist und die Konsekution nicht eintritt" (Klix, 1992, S. 281). Metaphern sind durch Implikaturen gekennzeichnet. Implikaturen (Leibetseder, 2023b, S. 96f.) sind implizite Merkmale eines Begriffes und zudem ein impliziter Analogieschluss zu impliziten Merkmalen eines anderen Begriffes. Ein Analogieschluss besteht aus unterschiedlichen Merkmalen mit jedoch identer Relation zwischen diesen Merkmalen (Casasanto, 2013; Dolscheid & Casasanto, 2015).

Exemplifizierungen

Zum Beispiel Ärger: „Das bringt mich aber auf die Palme", „Da geh' ich in die Luft" etc.

30. Absatz: Konstatiere Abstraktion

Die inhaltliche Interpretation einer Episode besteht in einer Abstraktion. Die Abstraktion ist jener übergeordnete Begriff, unter dem die Verben und Adjektive der konstitutiven Sätze/Segmente subsumierbar sind. Sie sind dann subsumiert, wenn diese Korrespondenz dem BUT-Test entspricht.

Exemplifizierungen

Ich habe mir immer die Meinungen anderer Personen angehört und darüber nachgedacht und mich gefragt, was damit indirekt noch ausgesagt wird und wie man das bewertet könnte.

4.2.2 Auswertung Top-Down-Analyse

Die Auswertung kann dann in folgendem Schema für die Sätze/Segmente und Episoden erfolgen:

Tabelle 49: Auswertung Top-Down-Analyse

	Episode Nr.																				
	1			2			3			4			5			6			7		
Konstrukt	P	I	Σ	P	I	Σ	P	I	Σ	P	I	Σ	P	I	Σ	P	I	Σ	P	I	Σ
5	0	0	0	0	0	0	2	0	2	1	1	2	2	0	2	1	0	1	0	0	0
6	0	1	1	0	1	1	1	1	2	0	1	1	0	1	1	1	0	1	0	0	0

Anmerkung: P = Häufigkeit des Konstruktes, die bei Analyse der einzelnen Sätze/Segmente der Episode identifiziert wurde. I = Häufigkeit des Konstruktes, die über die Analyse der Interdependenzen der Sätze/Segmente einer Episode zusätzlich identifiziert wurde. Σ = Gesamtsumme des jeweilig identifizierten Konstruktes in der jeweiligen Episode.

Die identifizierten Konstrukte können dann statistisch weiterverarbeitet werden oder alternativ als Grundlage für die qualitative Inhaltsanalyse verwendet werden.

Thema-Rhema-Analyse nach Brinker (2010)

Diese Merkmale der Analyse werden der Thema-Rhema-Relation zugeordnet. Zwischen den Merkmalen im Rhema Kontext bestehen

- Ober- und Unterbegriffsrelationen und
- Elemente-Relationen (Linke et al., 2004).

Diese Relationen werden mit dem BUT-Test (Schank, 1975; Joshi & Weischeidel, 1977) analysiert.

Prototypikalität besteht aus einer exemplarischen Zuordnung. Diese Zuordnung besteht aus dem Vergleich eines konkreten Elementes zu den konstitutiven Merkmalen eines generellen Musters. Prototypikalität ist gegeben, wenn das exemplarische Beispiel mit den konstitutiven Merkmalen des übergeordneten Musters übereinstimmt (Busse, 2009).

Zusammenhänge zwischen den Sätzen/Segmenten (Brinker, 2010) gründen sich (Kintsch, 1988; Kintsch & van Dijk, 1978; van Dijk, 1980) auf Kompositionsregeln und auf Kohärenzregeln.

Die Kompositionsregeln besagen:

1. Ein Satz gründet sich auf ein Prädikat und mindestens ein Argument.
2. Das Prädikat ist ein Verb, Adverb oder Adjektiv mit mehreren Relationen oder Anbindungsmöglichkeiten für Argumente.
3. Diese beziehen sich auf den/die Protagonist:in, ein Objekt oder ein Ziel.

Kohärenzregeln definieren Zusammenhänge. Sie besagen:

1. Kohärent sind Wiederholungen.
2. Kohärent sind räumlich und zeitlich verknüpfte Einheiten.
3. Kohärent sind Einheiten, die konditional-konsekutiv verknüpft sind.
4. Kohärent sind Einheiten, die durch unterschiedliche Abstraktionsebenen aufeinander bezogen sind.
5. Kohärent sind Einheiten, die durch eine Vergleichsrelation aufeinander bezogen sind.
6. Kohärent sind Einheiten, zwischen denen eine komplementäre Beziehung besteht.
7. Kohärent sind Einheiten, zwischen denen eine Negation besteht.
8. Kohärent sind Einheiten unterschiedlicher Eventualitäten.
9. Kohärent sind Einheiten, die unterschiedlich bewertet werden.
10. Kohärent sind Einheiten unterschiedlicher Realisierbarkeit.
11. Kohärent sind Einheiten mit einseitig oder wechselseitig bedingter Realisierbarkeit.

Intendiert ist hier ein System mit objektiv nachvollziehbaren, algorithmischen Determinanten, die eine eindeutige Zuordnung eines Satzes/Segmentes bzw. Episode zu den theoretisch definierten Rhema-Konzepten ermöglichen.

Die Thema-Analyse wird wie bereits vorangehend beschrieben durchgeführt. Für jeden Satz/jedes Segment kann dann das Thema hinsichtlich der für die jeweilige Fragestellung relevanten Charakteristiken/Merkmale/Faktoren/Konstrukte analysiert werden. Es wird für jeden Satz/jedes Segment oder je nach Definition für jede Episode codiert, ob das Merkmal identifiziert werden kann oder nicht.

Beispiel einer Thema-Rhema-Analyse

Tabelle 50: Beispiel – Thema-Rhema-Analyse

Satz-/Segment-relationen			Thema = Subjektrelation			Thema = Objektrelation					Rhema = Konstrukte/ Merkmale/ Charakteristiken			
Satz/Segment = These	Verglichen mit Satz/Segment = Bezugsthese	Verglichen mit Satz/Segment = Bezugsthese	Rezipient:in/Protagnoist:in zitiert Aussage d. Protagonist:in/Rezipient:in = zitierte Subjektrelation	Aussage von Protagonist:in = Subjektrelation	Aussage von Rezipient:in = Subjektrelation	Aussage über Protgagonist:in = Objektrelation	Aussage **über** Protagonist:in mit Reziprozität (Modell 2. Ord.) = Objektrelation	Aussage **über** Rezipient:in oder andere Person = Objekt-relation	Aussage **über** Rezipient:in oder andere Person mit Reziprozität (Modell 2. Ord.) = Objektrelation	Aussage über Sachverhalt/generelle Aussage,…	z. B. DAV	z. B. BZV	z. B. Lageorientierung	…
1				1		1								
	2			2		2								
	3			3		3								
	4			4		4								
		5		5		5								
	6			6		6								
7				7				7						
	8			8				8						
	9			9		9								
10				10		10								
	11			11				11						
		12		12		12								
	13			13				13						
		14		14										
		15		15		15								
	16			16						16				

Profilanalyse

Intendiert wird eine objektive, theoriegeleitete Repräsentation von Sprachprotokollen. Explizite bedeutet diese Repräsentation

- eine sequentielle Anordnung der Sätze/Segmente,
- deren Definition als semantisch-syntaktische Einheiten,
- deren kategoriale Abbildung von impliziten Veränderungs- oder Stabilisierungstendenzen (womit die Funktionalität von Verben definiert ist),
- und die Zuordnung zu Episoden auf der Grundlage funktioneller und semantischer Zusammenhänge zwischen den Sätzen/Segmenten.
- Unterschiede respektive Zusammenhänge zwischen den Auftretenshäufigkeiten der Kategorien.

Diese Aspekte werden mit einzelfallanalytischen Methoden auf deren Überzufälligkeit geprüft.

Interrater-Reliabilität

Wenn die Segmente eines Protokolls von zwei Personen semantischen Kriterien zugeordnet oder nach inhaltlichen Merkmalen klassifiziert werden, dann ist Objektivität oder Reliabilität der Urteile relevant (Wirtz & Caspar, 2002, S. 56f.). Dabei werden die Häufigkeiten der jeweiligen Zuordnungen der Segmente zu einer Kategorie erfasst und in eine Matrix eingetragen. Die Zellen dieser Matrix beinhalten die Häufigkeiten der gemeinsamen Einschätzungen. Die Matrix beinhaltet also die Anzahl der übereinstimmenden und abweichenden Zuordnungen der Segmente zu den inhaltlichen Einheiten. Die Werte in der Diagonale der Matrix sind die relativen Häufigkeiten der Übereinstimmungen. Die horizontal und vertikal angeordneten Werte sind die Häufigkeiten der divergierenden Zuordnungen. Aus der Summe der relativen Häufigkeiten der Werte in den Diagonalen lässt sich die Konvergenz der Einschätzungen erfassen. Zufallsbedingte Werte werden pro Zelle geschätzt. Sie werden durch die Produkte der jeweils horizontalen und vertikalen Randsummen geschätzt. Diese Werte reflektieren die Annahme der Gleichwahrscheinlichkeit jeder Kategorie und jeder Einstufung. Die Werte der konsensuellen Urteile in den Diagonalen der Matrix werden zu den Werten unter der Annahme der Zufallsbedingtheit in Beziehung gesetzt. Der zu berechnende und interpretierende Wert ist Cohens Kappa (Cohen, 1960, 1968).

Nun ein Beispiel zur Berechnung der Interrater-Reliabilität bezogen auf 15 relevante Rhema-Kategorien einer Episode. Datengrundlage sind dabei die Thema-Rhema-Analysen von Rater:in 1 und Rater:in 2. Variable 1 könnte z. B. DAV sein. Eingeschätzt wird, ob eine Variable in einer Episode vorhanden (1) oder nicht vorhanden (0) ist.

Tabelle 51: Beispiel – Interrater Reliabilität – Scoring

Variable	**Rater:in 1**	**Rater:in 2**
Var. 1	0	0
Var. 2	0	0
Var. 3	0	1
Var. 4	0	0
Var. 5	0	0
Var. 6	1	1
Var. 7	1	1
Var. 8	0	0
Var. 9	1	1
Var. 10	0	1
Var. 11	1	1
Var. 12	0	1
Var. 13	1	1
Var. 14	1	1
Var. 15	1	1

Dies ergibt folgende Matrix:

Tabelle 52: Interraterreliabilität – Matrix

		Rater:in 1	
		0	1
	0	16	5
Rater:in 2	1	0	15

0x0: beide Rater identifizieren Item nicht.
1x0: Rater:in 1 identifiziert Item, Rater:in 2 nicht.
0x1: Rater:in 2 identifiziert Item, Rater:in 1 nicht.
1x1: Beide Personen identifizieren Item.
Diagonale von links oben nach rechts unten: Übereinstimmungen.
Diagonale von links unten nach rechts oben: Nichtübereinstimmungen.

Die Berechnung des Cohens Kappa kann in weiterer Folge mittels üblicher Statistikprogramme oder mit einem der zahlreichen Online-Rechner erfolgen.

Im oben genannten Beispiel kann ein Kappa von 0,727 (95%-Konfidenzintervall: K = 0,514–0,941) errechnet werden. Die Interpretation kann nach den Vorschlägen von Landis & Koch (1977) vorgenommen werden.

Tabelle 53: Interpretation des Cohens Kappas (κ) nach Landis & Koch (1977)

κ	Interpretation
ab .80	fast perfekt
ab .60	substanziell
ab .40	moderat
ab .20	mäßig
0 – .20	gering
< 0.00	mangelhaft

Bei einem Cohens Kappa der Gesamtbewertungen unter 0.80 wird ein klärendes Gespräch der Rater und eine Analyse der einzelnen Kategorien/Dimensionen empfohlen.

Einzelfallstatistik

Ein linguistisches Profil (Plessen, 1982) wird in einem ersten Schritt in Einheiten zerlegt; beispielsweise in ein Segment von jeweils 10 Sätzen/Segmenten. In einem zweiten Schritt werden die Attribute der Analyse definiert; beispielsweise konkrete Verben. Maßzahlen sind deren relative Häufigkeiten im Vergleich zu sämtlichen Verben. Auf dieser Datenbasis kann das Protokoll analysiert werden. Die Profilanalyse reflektiert die sequentielle Regularität der definierten Variable oder deren Korrelation mit einem anderen linguistischen Merkmal; beispielsweise die Länge der Segmente. Die Länge kann sich z. B. auf die Anzahl der Worte oder auf die Dauer des Segments beziehen. Darauf gründen sich die statistischen Pläne.

Varianzanalytische Versuchspläne informieren über die Überzufälligkeit der Veränderungen der Variablen.

Korrelationsanalysen und Autokorrelationen informieren über die Interdependenzen zwischen den Variablen, jeweils bezogen auf ihre sequentielle Abfolge. Gemessen werden z. B. die Auftretenswahrscheinlichkeiten der Verben in den definierten Intervallen der Segmente (Bortz et al., 1990; Döring & Bortz, 2016; Lienert, 1978) oder inwieweit zeitlich frühere Werte einen Einfluss auf Werte zu einem späteren Zeitpunkt haben.

Varianzanalysen informieren über die Überzufälligkeit der Unterschiede zwischen sequenziellen Phasen. Sequenzielle Phasen werden definiert. In der Definition werden die Segmente des Protokolls zusammengefasst. Dadurch können z. B. linguistische Unterschiede der jeweiligen Dimension zwischen dem Beginn des Protokolls, der mittleren Phase und dem Ende verglichen werden.

Zeitreihenanalysen (Krause & Metzler, 1983) informieren über den Prozess der Veränderung. Sie beantworten, in welchem Ausmaß über welchen zeitlichen Abstand und in welche Richtung frühere Veränderungen spätere Veränderungen beeinflussen.

Döring & Bortz (2016, S. 749) charakterisieren eine Zeitreihe als „ …Datensatz, der dadurch entsteht, dass dieselbe Variable bei derselben Person bzw. Untersuchungseinheit (Einzelfalluntersuchung)"… „immer wieder im gleichen Abstand erhoben wird". Durch die jeweilige Autokorrelation kann der Einfluss unterschiedlicher zeitlicher Distanzen (Lag1, Lag2, etc.) auf nachfolgende Ereignisse bestimmt werden.

Bei der einfaktoriellen Varianzanalyse (Shine, 1973; Shine & Bower, 1971; Bortz, 1993, S. 300f.) werden die Phasen auf der Basis der Werte ihrer Segmente in Beziehung gesetzt und auf Unterschiedlichkeit geprüft.

Die Werte sind die Wahrscheinlichkeiten einer Kategorie in einem Segment. Die Wahrscheinlichkeiten ergeben sich aus der Anzahl der für die Kategorie maßgeblichen Sätze/Segmente bezogen auf die gesamte Anzahl der Sätze/Segmente in der relevanten Episode.

Die einzelnen Schritte der Auswertung lauten (Bortz, 1993, S. 300ff.):

a. Gesamtsumme^2 (- quadriert) /p q …. p = Anzahl der Episoden; q = Anzahl der Kategorien.
b. Summe der quadrierten einzelnen Werte^2 (= Wahrscheinlichkeiten) im Schema.
c. Summe der quadrierten Summe^2 der einzelnen Episoden/Anzahl der Kategorien (q).
d. Summe der quadrierten Summen^2 der einzelnen Kategorien/Anzahl der Episoden (p).
e. Summe der Kategorien pro Episode.
f. Summe der Episoden pro Kategorie.

- QS_B ergibt sich aus (d) – (a),
- QS_{AB} ergibt sich aus (b) – (c) – (d) + (a),
- $QS_{\text{-Fehler.}}$ ergibt sich aus 1/ (2·3) · [(Summe der quadrierten Differenzen (e)]: (2–1; 4–3; etc.).

Definition von Maßzahlen in einem Protokoll

Das Protokoll wird in Segmente eingeteilt (vgl. Mergenthaler, 1996). Als Segmente fungieren hier z. B. die Episoden.

Variablen sind die Wahrscheinlichkeiten, mit denen das Auftreten eines Konstruktes identifiziert wird. Informationelle Grundlage dafür sind die Sätze/Segmente in einer Episode. Mit dem BUT-Test (Schank, 1975; Joshi & Weischeidel, 1977) können auch implizite Konstrukte identifiziert und ausgewertet werden.

Die Maßzahl ergibt sich aus der Anzahl der Sätze/Segmente einer Episode, in denen ein Konstrukt enthalten ist.

Auch für isolierte Sätze/Segmente können die Auftretenswahrscheinlichkeiten identifiziert werden. Analysiert werden bspw. die semantischen Merkmale wie z. B. DAV etc. Die Häufigkeit wird dabei auf die Gesamtzahl der isolierten Sätze/Segmente bezogen. Alternativ können isolierte Sätze/Segmente auch zur inhaltlich passenden Episode ergänzt werden.

- Die Maßzahlen für das **individuelle** Profil ergeben sich aus:
  - Definiere die Episode.
  - Analysiere die Episode hinsichtlich definierter Konstrukte (bspw. Erwartungen von … an … bzgl. …).
  - Bestimme die Wahrscheinlichkeit jedes Konstruktes in einer Episode.
    - Bestimme die Auftretenshäufigkeit dieser Episode im Protokoll.
  - Bestimme die Wahrscheinlichkeit jeder Episode im Protokoll.
    - Episoden sind ident bzw. kongruent, wenn sie durch ein gleiches Thema und ein jeweils vergleichbares Rhema gekennzeichnet sind.
      Ein Rhema ist mit einem anderen Rhema vergleichbar, wenn beide die gleichen Implikaturen beinhalten. Dafür wird der BUT-Test verwendet.

- Die Maßzahlen für das **individuelle** Profil lauten:
  - p_1= relative Häufigkeit eines Konstruktes in einer Episode zu jedem Punkt in der Sequenz des Protokolls.
    - Die Überzufälligkeit kann mit dem Iterationshäufigkeitstest (Döring & Bortz, 2016, S. 775ff.) entschieden werden.
    - Die Überzufälligkeit der Unterschiede zwischen mehreren Konstrukten kann mit einer Varianzanalyse geprüft werden (Bortz & Schuster, 2010, S. 253ff).
  - p_2 = Wahrscheinlichkeit jeder Episode im Protokoll.

Analyse der Sätze/Segmente mit Top-Down-Algorithmus

Person A sagt zu Person B: „Ich danke Ihnen für Ihr bedingungsloses Vertrauen".

Die Implikaturen lauten:

- Ad „Ich" (danke):
  - Eine Person (Protagonist:in faktisch (Absatz 14) über sich (Absatz 2, 3)).
  - Aktiv (Absatz 15) „übermittle" etwas.

- Ad „danke":
  - Eine Person (Protagonist:in faktisch über sich (Absatz 2, 3)).
  - Interpretatives Aktionsverb (Absatz 5).
  - Ich initiiere etwas; Initiative geht von mir aus (Absatz 15).
  - Die Valenz meiner Initiative ist positiv (Absatz 5).

  - Zwei Personen:
    - Protagonist:in berichtet (Absatz 2) über
    - Rezipient:in (Absatz 3).
  - Protagonist:in faktisch, passiv: Ich erhielt (Absatz 19) etwas von B (Absatz 15).
  - Valenz positiv (Absatz 7) und ist mit mir konsistent (Absatz 10).
  - Rezipient:in Modell.
  - Aktiv übermittelt (Absatz 15).
  - Valenz positiv (Absatz 6)
  - Protagonist:in und Rezipient:in faktisch, Kommunikation sukzessive (Absatz 2 und 3; Absatz 19) und Valenz positiv (Absatz 6).

- Ad „Ihnen"
  Zwei Personen, faktisch, mit Kommunikation
    - 2. Person passiv (Absatz 15).
    - Valenz positiv (Absatz 6).

- Ad „Vertrauen"
  - Protagonist:in faktisch über (Absatz 2 und 3).
  - Rezipient:in Modell (Absatz 14).
    - Selbstbezug.
    - Fremdbezug.
    - Komparativrelation der Valenzen.

- Ad „bedingungslos"
  - Protagonist:in faktisch über (Absatz 2 und 3)
  - Rezipient:in.
  - Konditionalrelation (Absatz 21).
  - Negation (Absatz 8).

Aus der Kombination der Absätze resultieren folgende Implikationen von Konstrukten:

- Bewertung und Erklärung einer der Emotion zugrunde liegenden Situation (Konstrukt 2).
- Intraindividuelle Konsistenz (Konstrukt 5).
- Akzeptanz der interindividuellen Konsistenz zwischen Selbstbild und Fremdbild (Konstrukt 8).
- Prozedurale Gerechtigkeit – Fairness (Konstrukt 10).
- Interdependenz (Konstrukt 11).
- Reziprozität (Konstrukt 13).

Diese Analyse der Implikaturen kann als innerer Dialog auch umgangssprachlich formuliert werden. Die Person A würde dann zu sich sagen: „Ich? Natürlich ich, wer sonst. In meinen Namen hat sich niemand bedankt. Ich ließ doch meinen Dank nicht ausrichten. Ich habe gesagt, ‚ich danke'. Na, klar. Ich habe von B was Gutes empfangen. Das ging von B aus. Ich finde das auch o. k. Na klar sage ich auch was Positives zurück. Natürlich ihm. Wem denn sonst? Jetzt sind wir quitt. B hat gewusst, was ich brauche, und ich habe gewusst, dass Dankbarkeit für B wichtig ist. Also, dass er mir vertraut hat, … o. k. gerade in so einer Sache ist man eher ängstlich oder vorsichtig. Vor allem, weil er künftig keinen Einfluss mehr hat. Aber das gehört zum Vertrauen; das ist immer riskant. Da gehört schon eine Courage her, das jemandem zu übergeben. Ich könnte A. schon schaden. Das zeichnet mich aus, das tut mir gut."

Diese Passage lautet mit anderen Worten:
- B dankt A für einen positiven Transfer.
- Der Transfer von A nach B tat B gut.
- Dank ist ebenfalls ein positiver Transfer.
- A und B sind quitt = distributive Gerechtigkeit.
- Vertrauen impliziert für A ein Risiko – kein künftiger Einfluss mehr auf negative Eventualitäten, da bedingungslos.
- Der Transfer von A nach B tat B gut:
  - B hat Macht über A.
  - B fühlt sich von A geschätzt.

Die wenig „riskante" implizite Schlussfolgerung von B könnte lauten: Wertschätzung und Macht sind mir persönlich wichtig. Ich habe gedankt; das genügt. Zur Verantwortung der Macht über A bin ich nicht verpflichtet.

Diese Schlussfolgerung könnte an Plausibilität gewinnen, wenn Varianten und Phrasen berücksichtigt werden, die B nicht ausgesprochen hat. B hat nicht gesagt:
- Ich bedanke mich: Mit dem Wort „mich" wäre er persönlich involviert. „Ich danke" impliziert eine sachliche Distanz. „Involviert" bedeutet einen Zusammenhang zwischen einem bedürfnisorientierten Inhalt und der Identität.
- Ich werde mich bemühen, dem Vertrauen gerecht zu werden – diese Phrase hätte bedeutet: Ich fühle Verantwortung.

Daraus ergibt sich das Risiko:
- B wird in der überantworteten Situation rational entscheiden.
- B wird die Macht eigennützig verwenden.
- B wird sich sicher fühlen.
- B wird sich unabhängig fühlen.
- B wird den Nachteilen für A eine sekundäre Bedeutung beimessen.

4.3 (Qualitative) Inhaltsanalyse

Es soll eine möglichst objektive und theoriegeleitete Inhaltsanalyse nach den erarbeiteten und in diesem Buch vorgestellten Merkmalen und Konstrukten der sozialen und emotionalen Intelligenz gewährleistet werden, die an gängigen inhaltsanalytischen Vorgehensweisen (in diesem Fall Kuckartz & Rädiker, 2022) angelehnt ist.

Die Schritte der Analyse lauten:
1. Satz-/Segmentdefinition nach den bereits vorgestellten Regeln.
2. Episodendefinition nach den bereits vorgestellten Regeln. Die Episoden definieren dabei die für die qualitative Inhaltsanalyse relevanten Textpassagen.
3. Analyse der für die Fragestellung relevanten Konstrukte und Merkmale (diese können aus der Bottom-Up und Top-Down Analyse entnommen werden) auf Satz-/Segmentebene und Zusammenfassung derselben auf Episodenebene = Identifikation der Konstrukte/Merkmale und Mustererkennung (durch welche linguistischen Merkmale diese in der jeweiligen Passage abgebildet werden).
4. Abstrahieren der festgestellten Merkmale und Konstrukte zu einem übergeordneten Begriff oder einer zusammenfassenden Beschreibung je Episode = Kategorienbildung.
5. Weiterführende inhaltliche Analyse der zusammengehörigen Episoden.
6. Analyse der Geschichtengrammatik, Erfassen der Interdependenzen der Episoden und Analyse der Passagen.

Für weiterführende und grundlegende Infos zur qualitativen Inhaltsanalyse wird auf Kukartz & Rädiker (2022) verwiesen.

5. Protokollanalyse eines Beispiels

Exemplarisches Protokoll:

Nachdem ich in dem Job eigentlich nie wirklich Fuß fassen konnte und die Unzufriedenheit rasch deutlich zugenommen hat, ahm, es mir wirklich schon nicht mehr gut gegangen ist, hab' ich mich irgendwann entscheiden müssen, wie es weitergeht. Einerseits hat mich mein Vater in die Firma gebracht, ahm, er auch mit seiner Person sozusagen für mich gebürgt, andererseits habe ich das Klima dann dort überhaupt nicht ausgehalten. Jetzt bin ich natürlich vor dem Konflikt gestanden, dass ich einerseits natürlich nicht meinen Vater bloßstellen wollte, er hat mich ja auch gegen andere Bewerber durchgeboxt, wie schaut denn das aus, wenn ich jetzt nach 5 Monaten wieder gehe? Andererseits war es so, dass ich jeden Tag ungerner hingegangen bin, ja, sich in mir schon alles sträubte hinzugehen. Einige Zeit habe ich mir dann gedacht, ich muss es nur ein wenig aushalten, dann wird es schon besser werden. Ich wollte auf keinen Fall meinem Vater gegenüber unloyal sein, ihn in eine schwierige Situation bringen, aber irgendwie ist es nie besser geworden, ich habe mich immer schlechter gefühlt. Trotzdem konnte ich mich lange nicht aufraffen, ihm das zu sagen und dann zu kündigen, ich hatte auch etwas Angst vor seiner Reaktion. Für mich wurde es immer schlimmer, ich hatte dann eines morgens auch wieder Panikattacken, die hatte ich schon seit Jahren nicht mehr gehabt. Ich habe mich dann krankgemeldet, aber immer noch nicht den Mut aufgebracht, es meinem Vater zu sagen. Innerlich habe ich immer noch nach einer Lösung gesucht, wie ich das dort schaffen kann, ohne kündigen zu müssen. Mein Vater kann manchmal auch richtig wütend sein, und er ist ein Karrieremensch. Für ihn ist die Firma alles. Ich fühlte mich richtig schlecht und in der Zwickmühle, aber je mehr die Möglichkeiten dort durchgegangen bin, desto aussichtloser wurde alles. Ich konnte überhaupt nicht mehr schlafen, alles dreht sich nur mehr um den Gedanken, was soll ich tun, ich konnte überhaupt keine klaren Gedanken mehr fassen, und dann kam wieder eine Panikattacke usw. Ich kam aus dem Strudel überhaupt nicht mehr raus und scheute mich vor dem Konflikt mit dem Vater, die Firma war mir total egal. Irgendwann waren aber die Panikattacken und das schlechte Gefühl so groß, dass ich mir gedacht habe: Schlimmer kann es nicht mehr werden, und mir auch ein Konflikt mit dem Vater schon egal war. Ich wollte nur mehr, dass ich irgendwie aus dieser Situation rauskomme. Ich hab' es ihm dann in einem Telefongespräch gesagt, ich war irgendwie sogar richtig wütend auf ihn, obwohl er gar nichts dafür kann, naja …, zu meiner Überraschung hat er gar nicht so arg reagiert, er hat es sich eh schon gedacht … Mir ist dann ein richtiger Stein vom Herzen gefallen, war erleichtert und der Rest war dann nach der Aussprache mit dem Vater überhaupt kein Thema mehr …

5.1 Definition der Sätze/Segmente

Basal für die Auswertung und Analyse der Protokolle ist die explizite Nachvollziehbarkeit der semantischen Aufbereitung der Satz-/Segmentsequenz (Wirtz & Caspar, 2002). Als eigenständiger/s und separater/s Satz/Segment gilt in diesem Ansatz jene Anzahl von Worten, die an ein Verbum annektiert sind. Das nächste Verbum konstituiert den/das jeweils nächsten/s Satz/Segment. Damit wurde dieses exemplarische Protokoll in folgende Sequenz transformiert.

Transformation in eine Satz-/Segmentsequenz

Tabelle 54: Protokollanalyse eines Beispiels – Satz-/Segmentdefinition

Nr.	Satz/Segment
1	Nachdem ich in dem Job eigentlich nie wirklich Fuß fassen konnte
2	und die Unzufriedenheit rasch deutlich zugenommen hat,
3	ahm, es mir wirklich schon nicht mehr gut gegangen ist,
4	Hab' ich mich irgendwann entscheiden
5	müssen,
6	wie es weitergeht.
7	Einerseits hat mich mein Vater in die Firma gebracht,
8	ahm, er auch mit seiner Person sozusagen für mich gebürgt,
9	andererseits habe ich das Klima dann dort überhaupt nicht ausgehalten.
10	Jetzt bin ich natürlich vor dem Konflikt gestanden,
11	dass ich einerseits natürlich nicht meinen Vater bloßstellen
12	wollte,
13	er hat mich ja auch gegen andere Bewerber durchgeboxt,
14	wie schaut denn das aus
15	wenn ich jetzt nach 5 Monaten wieder gehe?
16	Andererseits war es so,
17	dass ich jeden Tag ungerner hingegangen bin,
18	ja, sich in mir schon alles sträubte
19	hinzugehen.
20	Einige Zeit habe ich mir dann gedacht,
21	ich muss es
22	nur ein wenig aushalten,
23	dann wird es schon besser werden.
24	Ich wollte
25	auf keinen Fall meinem Vater gegenüber unloyal sein,
26	ihn in eine schwierige Situation bringen,

27	aber irgendwie ist es nie besser geworden,
28	ich habe mich immer schlechter gefühlt.
29	Trotzdem konnte ich mich lange nicht aufraffen,
30	ihm das zu sagen
31	und dann zu kündigen,
32	ich hatte auch etwas Angst vor seiner Reaktion.
33	Für mich wurde es immer schlimmer,
34	ich hatte dann eines morgens auch wieder Panikattacken,
35	die hatte ich schon seit Jahren nicht mehr gehabt.
36	Ich habe mich dann krankgemeldet,
37	aber immer noch nicht den Mut aufgebracht,
38	es meinem Vater zu sagen.
39	Innerlich habe ich immer noch nach einer Lösung gesucht,
40	wie ich das dort schaffen kann,
41	ohne kündigen
42	zu müssen.
43	Mein Vater kann manchmal
44	auch richtig wütend sein,
45	und er ist ein Karrieremensch.
46	Für ihn ist die Firma alles.
47	Schon als Kind hat er mir immer vorgelebt,
48	dass die Firma an erster Stelle steht.
49	Erst wenn alles erledigt war,
50	hat er sich Zeit für mich genommen,
51	wenn er nicht zu müde war.
52	Ich fühlte mich richtig schlecht
53	und in der Zwickmühle,
54	aber je mehr die Möglichkeiten dort durchgegangen bin,
55	desto aussichtloser wurde alles.
56	Ich konnte überhaupt nicht mehr
57	schlafen,
58	alles dreht sich nur mehr um den Gedanken:
59	„Was soll ich tun?“
60	Ich konnte überhaupt keine
61	klaren Gedanken mehr fassen,
62	und dann kam wieder eine Panikattacke usw.
63	Ich kam aus dem Strudel überhaupt nicht mehr raus
64	und scheute mich vor dem Konflikt mit dem Vater,
65	die Firma war mir total egal.

66	Irgendwann waren aber die Panikattacken und das schlechte Gefühl so groß,
67	dass ich mir gedacht habe:
68	„Schlimmer kann es nicht mehr werden",
69	und mir auch ein Konflikt mit dem Vater schon egal war.
70	Ich wollte nur mehr,
71	dass ich irgendwie aus dieser Situation rauskomme.
72	Ich hab' es ihm dann in einem Telefongespräch gesagt,
73	ich war irgendwie sogar richtig wütend auf ihn,
74	obwohl er gar nichts dafür kann,
75	naja .. zu meiner Überraschung
76	hat er gar nicht so arg reagiert,
77	er hat es sich eh schon gedacht …
78	Mir ist dann ein richtiger Stein vom Herzen gefallen,
79	war erleichtert,
80	und der Rest war dann (…) überhaupt kein Thema mehr …
81	(nach der Aussprache mit dem Vater).

5.2 Definition der Satz-/Segmentrelationen und Episoden

Unter Episoden wird eine Sequenz konditional oder final verknüpfter Handlungen oder Ereignisse verstanden. Ereignisse sind autonome Veränderungen. Handlungen sind intendierte Veränderungen. Diesem Modell entsprechen folgende linguistische Kriterien:

Tabelle 55: Protokollanalyse eines Beispiels – Satz/Segmentrelationen

Sätze/Segmente mal Sätze/Segmente		
Satz/Segment = These	Verglichen mit Satz/Segment = Bezugsthese	Verglichen mit Satz/Segment = Bezugsthese
1		
	2	
	3	
	4	
		5
	6	
7		
	8	
	9	
10		

	11	
		12
	13	
		14
		15
	16	
		17
		18
		19
20		
	21	
	22	
	23	
24		
	25	
	26	
	27	
	28	
29		
	30	
	31	
	32	
33		
	34	
		35
36		
	37	
	38	
39		
	40	
	41	
	42	
43		
	44	
	45	
46		
47		

	48	
49		
	50	
		51
52		
	53	
	54	
	55	
56		
	57	
	58	
	59	
60		
	61	
	62	
63		
	64	
	65	
66		
	67	
	68	
	69	
70		
	71	
72		
	73	
	74	
75		
	76	
	77	
78		
	79	
	80	
	81	

Daraus können die Episoden wie folgt abgeleitet werden:

Tabelle 56: Protokollanalyse eines Beispiels – Episodendefinition

Episode Nr.	bestehend aus Satz/Segment Nr.
1	1–6
2	7–9
3	10–19
4	20–23
5	24–28
6	29–32
7	33–35
8	36–38
9	39–42
10	43–45
11	46–48
12	49–51
13	52–55
14	56–59
15	60–62
16	63–65
17	66–69
18	70–71
19	72–74
20	75–77
21	78–81

5.3 Thema-Rhema-Analyse

5.3.1 Thema-Analyse

Es folgt ein Vergleich der Muster des Entscheidungsalgorithmus mit den konstitutiven Merkmalen der Kategorien.

Tabelle 57: Protokollanalyse eines Beispiels – Thema-Analyse

Satz/Segmentrelationen			**Thema = Subjektrelation**			**Thema = Objektrelation**				
Satz/Segment = These	Verglichen mit Satz/Segment = Bezugsthese	Verglichen mit Satz/Segment = Bezugsthese	Rezipient:in/Protagonist:in zitiert Aussage des/r Protagonist:in/ Rezipient:in= zitierte Subjektrelation	Aussage von Protagonist:in = Subjektrelation	Aussage von Rezipient:in = Subjektrelation	Aussage über Protagonist:in = Objektrelation	Aussage über Protagonist:in mit Reziprozität (Modell 2. Ord.) = Objektrelation	Aussage über Rezipient:in oder andere Person = Objektrelation	Aussage über Rezipient:in oder andere Person mit Reziprozität (Modell 2. Ord.) = Objektrelation	Aussage über Sachverhalt/generelle Aussage,…
1				1		1				
	2			2		2				
	3			3		3				
	4			4		4				
		5		5		5				
	6			6		6				
7				7				7		
	8			8				8		
	9			9		9				
10				10		10				
	11			11				11		
		12		12		12				
	13			13				13		
		14		14						
		15		15		15				
	16			16						16
		17		17		17				
		18		18		18				
		19		19		19				
20				20		20				
	21			21		21				
	22			22		22				
	23			23						23
24				24		24				
	25			25			25			
	26			26				26		
	27			27						27
	28			28		28				
29				29		29				
	30			30		30				
	31			31		31				
	32			32				32		
33				33		33				

	34			34		34				
		35		35		35				
36				36		36				
	37			37		37				
	38			38		38				
39				39		39				
	40			40		40				
	41			41		41				
	42			42		42				
43				43				43		
	44			44				44		
	45			45				45		
46				46				46		
47				47				47		
	48			48						48
49				49						49
	50			50				50		
		51		51				51		
52				52		52				
	53			53		53				
	54			54		54				
	55			55						55
56				56		56				
	57			57		57				
	58			58		58				
	59			59		59				
60				60		60				
	61			61		61				
	62			62		62				
63				63		63				
	64			64		64				
	65			65		65				
66				66		66				
	67			67		67				
	68			68						68
	69			69		69				
70				70		70				
	71			71		71				
72				72		72				
	73			73		73				
	74			74				74		
75				75		75				
	76			76				76		
	77			77				77		
78				78		78				
	79			79		79				
	80			80						80
	81			81						81

5.3.2 Rhema-Analyse

In dieser Analyse wurden beispielhaft als erster Schritt die Verben analysiert. Verben haben eine Trägerfunktion für Veränderungen und sind Konstituenten des Rhemas, zu Veranschaulichungszwecken wurden diese in dieser Beispielprotokoll-Analyse herangezogen, die Berechnungen können aber für jedes Konstrukt/Merkmal gleich durchgeführt werden. Je nach Konkretheit vs. Abstraktheit (Coenen et al., 2006; Semin & Fiedler, 1988; Fiedler et al., 1994) können

1. deskriptive Aktionsverben (DAV),
2. interpretative Aktionsverben (IAV) und
3. Zustandsverben (ZAV) unterschieden werden;
4. zudem werden Adjektive und
5. metaphorische Analogieschlüsse erfasst (IJzerman & Semin, 2009).

Deskriptive Aktionsverben beinhalten konkret wahrnehmbare Inhalte, wie bspw. „gehen". Interpretative Aktionsverben beinhalten prinzipiell wahrnehmbare Inhalte, die einer komplexeren Klasse von Inhalten zugeordnet werden und/oder Aspekte der Bewertung inkludieren, wie bspw. „helfen", bspw. durch einen konstruktiven Hinweis oder durch eine Mitarbeit etc. Zustandsverben repräsentieren psychophysiologische Merkmale, die auf dem inneren Zustand einer Person beruhen. Adjektive sind persönliche Merkmale.

Interpretative Aktionsverben sind für Kommunikationen relevant. Kommunikation könnte auch als interindividueller und als intraindividueller „Tauschprozess" von impliziten Merkmalen der interpretativen Aktionsverben erfasst werden. „Helfen" könnte „implizit" – also „unausgesprochen" – für die Person, der geholfen wird, bedeuten: „von meiner Hilfsbedürftigkeit profitiert – zumindest indirekt – auch die Person, die mir hilft"; „mich erniedrigt mein Empfinden von Hilfsbedürftigkeit", „Hilfe erspart", „Hilfe vermittelt Bewertungen" etc.

Die Verselbstständigung der interpretativen Verben könnte Einstellungen fundieren, die nur schwer reversierbar oder relativierbar sind.

5.4 Einzelfallanalytische Ansätze (n=1)

Die Kategorien der Verben in der Satz-/Segmentsequenz.

Tabelle 58: Protokollanalyse eines Beispiels – Rhema Analyse – Verben

Nr.	Satz/Segment	DAV	IAV	ZAV	Metapher
1	Nachdem ich in dem Job eigentlich nie wirklich Fuß fassen konnte		x		x
2	und die Unzufriedenheit rasch deutlich zugenommen hat,			x **e**	
3	ahm, es mir wirklich schon nicht mehr gut gegangen ist,			x **e**	
4	hab' ich mich irgendwann entscheiden			x **k+e**	
5	Müssen,			x **k+e**	
6	wie es weitergeht.		x		
7	Einerseits hat mich mein Vater in die Firma gebracht,		x		
8	ahm, er auch mit seiner Person sozusagen für mich gebürgt,		x		
9	andererseits habe ich das Klima dann dort überhaupt nicht ausgehalten.			x **e**	
10	Jetzt bin ich natürlich vor dem Konflikt gestanden,		x	x (hw)**k+e**	
11	dass ich einerseits natürlich nicht meinen Vater bloßstellen		x		x
12	wollte,			x **k+e**	
13	er hat mich ja auch gegen andere Bewerber durchgeboxt,		x		x
14	wie schaut denn das aus,		x		
15	wenn ich jetzt nach 5 Monaten wieder gehe?		x		
16	Andererseits war es so,				
17	dass ich jeden Tag ungerner hingegangen bin,	x		x **e**	
18	ja, sich in mir schon alles sträubte			x **e**	x
19	hinzugehen.	x			
20	Einige Zeit habe ich mir dann gedacht,			x **k**	
21	ich muss es			x **k+e**	
22	nur ein wenig aushalten,			x **e**	
23	dann wird es schon besser werden.			x **e**	
24	Ich wollte			x **k+e**	
25	auf keinen Fall meinem Vater gegenüber unloyal sein,			x **k+e**	
26	ihn in eine schwierige Situation bringen,		x		
27	aber irgendwie ist es nie besser geworden,			x **e**	

28	ich habe mich immer schlechter gefühlt.			x **e**	
29	Trotzdem konnte ich mich lange nicht aufraffen,		x		
30	ihm das zu sagen	x			
31	und dann zu kündigen,	x			
32	ich hatte auch etwas Angst vor seiner Reaktion.			x **e**	
33	Für mich wurde es immer schlimmer,			x **e**	
34	ich hatte dann eines morgens auch wieder Panikattacken,			x **e**	
35	die hatte ich schon seit Jahren nicht mehr gehabt.			x **e**	
36	Ich habe mich dann krankgemeldet,	x			
37	aber immer noch nicht den Mut aufgebracht,		x	x (hw)**k+e**	
38	es meinem Vater zu sagen.	x			
39	Innerlich habe ich immer noch nach einer Lösung gesucht,		x		
40	wie ich das dort schaffen kann,		x		
41	ohne kündigen	x			
42	zu müssen.			x **k+e**	
43	Mein Vater kann manchmal			x **k+e**	
44	auch richtig wütend sein,			x **e**	
45	und er ist ein Karrieremensch.			x **k**	
46	Für ihn ist die Firma alles.			x **k**	
47	Schon als Kind hat er mir immer vorgelebt,		x		
48	dass die Firma an erster Stelle steht.			x **k**	
49	Erst wenn alles erledigt war,			x **k**	
50	hat er sich Zeit für mich genommen,		x		
51	wenn er nicht zu müde war.			x **e**	
52	Ich fühlte mich richtig schlecht			x **e**	
53	und in der Zwickmühle,		x		X
54	aber je mehr die Möglichkeiten dort durchgegangen bin,		x		
55	desto aussichtloser wurde alles.			x **e**	
56	Ich konnte überhaupt nicht mehr			x **e**	
57	schlafen,	x			
58	alles dreht sich nur mehr um den Gedanken:		x		x
59	„Was soll ich tun?"		x		
60	ich konnte überhaupt keine			x **e**	
61	klaren Gedanken mehr fassen,		x		
62	und dann kam wieder eine Panikattacke usw.			x **e**	

63	ich kam aus dem Strudel überhaupt nicht mehr raus		x		x
64	und scheute mich vor dem Konflikt mit dem Vater,			x + **e** x(hw)	
65	die Firma war mir total egal.			x **e**	
66	Irgendwann waren aber die Panikattacken und das schlechte Gefühl so groß,			x(hw)**e**	
67	dass ich mir gedacht habe:			x **k**	
68	„Schlimmer kann es nicht mehr werden“,			x**e**	
69	und mir auch ein Konflikt mit dem Vater schon egal war.			x + x(hw) **e**	
70	Ich wollte nur mehr,			x **k+e**	
71	dass ich irgendwie aus dieser Situation rauskomme.		x		
72	Ich hab' es ihm dann in einem Telefongespräch gesagt,	x			
73	ich war irgendwie sogar richtig wütend auf ihn,			x **e**	
74	obwohl er gar nichts dafür kann,			x **k+e**	
75	naja … zu meiner Überraschung			x **e**	
76	hat er gar nicht so arg reagiert,		x		
77	er hat es sich eh schon gedacht …			x **k**	
78	Mir ist dann ein richtiger Stein vom Herzen gefallen,			x **e**	x
79	war erleichtert,			x **e**	
80	und der Rest war dann (…) überhaupt kein Thema mehr…			x **k+e**	
81	(nach der Aussprache mit dem Vater).		x (hw)		

Anmerkung: x = Merkmal vorhanden; x(hw) = hauptwörtlicher Gebrauch eines Verbums; k = kognitiv; e = emotional.

Analyse der Verben generell

Tabelle 59: Protokollanalyse eines Beispiels – Berechnung der Wahrscheinlichkeiten der jeweiligen Rhema-Merkmale je Episode

Episode Nr.	bestehend aus Satz/ Segment Nr.	Anzahl der Verben	p DAV/DAV²	p IAV/IAV²	p ZAV/ZAV²	p Metapher/ Metapher²
1	1–6	6	0 / 0	0,33 / 0,11	0,66 / 0,44	0,16 / 0,03
2	7–9	3	0 / 0	1 / 1	0 / 0	0 / 0
3	10–19	11	0,18 / 0,03	0,18 / 0,03	0,45 / 0,20	0,27 / 0,07
4	20–23	4	0 / 0,00	0 / 0	1 / 1	0 / 0
5	24–28	5	0 / 0	0,2 / 0,04	0,8 / 0,64	0 / 0
6	29–32	4	0,5 / 0,25	0,25 / 0,06	0,25 / 0,06	0 / 0
7	33–35	3	0 / 0	0 / 0	1 / 1	0 / 0
8	36–38	4	0,5 / 0,25	0,25 / 0,06	0,25 / 0,06	0 / 0
9	39–42	4	0,25 / 0,06	0,5 / 0,25	0,25 / 0,06	0 / 0
10	43–45	3	0 / 0	0 /0	1 / 1	0 / 0
11	46–48	3	0 / 0	0,33 / 0,11	0,66 / 0,44	0 / 0
12	49–51	3	0 / 0	0,33 / 0,11	0,66 / 0,44	0 / 0
13	52–55	4	0 / 0	0,5 / 0,25	0,5 / 0,25	0,25 / 0,06
14	56–59	4	0,25 / 0,06	0,5 / 0,25	0,25 / 0,06	0,25 / 0,06
15	60–62	3	0 / 0	0,33 / 0,11	0,66 / 0,44	0 / 0
16	63–65	4	0 / 0	0,25 / 0,06	0,75 / 0,56	0,33 / 0,11
17	66–69	6	0 / 0	0 / 0	1 / 1	0 / 0
18	70–71	2	0,5 / 0,25	0,5 / 0,25	0 / 0	0 / 0
19	72–74	3	0,33 / 0,11	0 / 0	0,66 / 0,44	0 / 0
20	75–77	3	0 / 0	0,33 / 0,11	0,66 / 0,44	0 / 0
21	78–81	4	0 / 0	0,25 / 0,06	0,75 / 0,56	0,25 / 0,06

Im 2. Schritt erfolgt die Zuordnung zu den für die Fragestellung relevanten Konstrukten.

Exemplarisch werden die Konstrukte 5 (Modelle und ihre Wechselwirkung/verbalisierte Empathie) und 6 (Intraindividuelle Konsistenz bzw. Inkonsistenz) mit Hilfe des Algorithmus der Top-Down-Analyse analysiert:

Tabelle 60: Protokollanalyse eines Beispiels – Auswertung Top-Down-Analyse

	Episode Nr.																				
	1			2			3			4			5			6			7		
Konstrukt	P	I	Σ	P	I	Σ	P	I	Σ	P	I	Σ	P	I	Σ	P	I	Σ	P	I	Σ
5	0	0	0	0	0	0	2	0	2	1	1	2	2	0	2	1	0	1	0	0	0
6	0	1	1	0	1	1	1	1	2	0	1	1	0	1	1	1	0	1	0	0	0
	Episode Nr.																				
	8			9			10			11			12			13			14		
Konstrukt	P	I	Σ	P	I	Σ	P	I	Σ	P	I	Σ	P	I	Σ	P	I	Σ	P	I	Σ
5	0	0	0	0	1	1	1	1	2	2	0	2	0	0	0	2	0	2	0	0	0
6	1	0	1	0	1	1	0	0	0	0	0	0	0	0	0	1	1	2	0	0	0
	Episode Nr.																				
	15			16			17			18			19			20			21		
Konstrukt	P	I	Σ	P	I	Σ	P	I	Σ	P	I	Σ	P	I	Σ	P	I	Σ	P	I	Σ
5	0	0	0	0	0	0	1	0	1	0	0	0	0	0	0	0	0	0	0	0	0
6	0	0	0	0	1	1	1	0	1	0	1	1	0	0	0	0	0	0	1	0	1

Anmerkung: P = Häufigkeit des Konstruktes die in den einzelnen Sätzen/Segmenten der Episode identifiziert wurde.
I = Häufigkeit des Konstruktes, die über die Analyse der Interdependenzen/Episoden zusätzlich identifiziert wurden.
Σ = Gesamtsumme des jeweilig identifizierten Konstruktes in der jeweiligen Episode.

Diese Ergebnisse können wieder in die Thema-Rhema-Analyse integriert werden, mit Hilfe der Maßzahlen (z. B. Auftretenswahrscheinlichkeiten – wie zuvor gezeigt) analysiert werden oder als Grundlage für die qualitative Inhaltsanalyse dienen.

5.5 Varianzanalysen

Unterschiede zwischen mehr als zwei Kategorien können mit der Varianzanalyse von Shine & Bower (1971; Bortz, 1993, S. 300ff.; Leibetseder, 2022b) auf Überzufälligkeit geprüft werden.

Mit der Konzeption nach Shine & Bower (1971; Bortz, 1993, S. 300ff.) werden die differenziellen Ausprägungen und Auftretenswahrscheinlichkeiten der Rhema-Merkmale untersucht (Semin & Fiedler, 1988). Für die Kategorien DAV, IAV, ZV und Metaphern ergeben sich (Bortz, 1993, S. 300):

- $G^2/p.q = 4,81$
- $\Sigma A^2 /q = 5,3$
- $\Sigma B^2/p = 8,56$
- $\Sigma\Sigma x^2 = 11,689$

Tabelle 61: Protokollanalyse eines Beispiels – Varianzanalyse Verbklassen

Q.d.V.	QS	df	σ^2	F
Faktor A	0,49	20	0,035	0,875
Faktor B	3,75	3	1,25	31,25
Residual	2,64	60	0,04	

In der Varianzanalyse zeigt sich ein signifikanter Unterschied in der Auftretenswahrscheinlichkeit der unterschiedlichen Verbklassen. In deren sequentiellen Abfolge zeigen sich keine Unterschiede.

Vergleiche zwischen den Kategorien:

- DAV – IAV: t = –4,69 signifikant
- DAV – ZAV: t = –6,0 signifikant
- DAV – Metapher: t = 0,9 nicht signifikant
- IAV – ZAV: t = –1,17 nicht signifikant
- IAV – Metapher: t = 3,98 signifikant
- ZAV – Metapher: t = 6,89 signifikant

Die Analysen zeigen signifikante Unterschiede in den Wahrscheinlichkeiten zwischen konkreten und komplexen Begriffen und metaphorischen Analogien.

Analyse der Zustandsverben spezifisch

Tabelle 62: Protokollanalyse eines Beispiels – Analyse ZV spezifisch

Episode Nr.	bestehend aus Satz/ Segment Nr.	Anzahl der Verben	p ZAVk	p ZAVe	p ZAVk+e	Summe
1	1–6	6	0,0	0,33	0,33	0,66
2	7–9	3	0,0	0,33	0,0	0,33
3	10–19	11	0,0	0,27	0,18	0,45
4	20–23	4	0,25	0,50	0,25	1,00
5	24–28	5	0,0	0,4	0,4	0,80
6	29–32	4	0,0	0,25	0,0	0,25
7	33–35	3	0,0	0,0	1	1,00
8	36–38	4	0,0	0,0	0,33	0,33
9	39–42	4	0,0	0,0	0,25	0,25
10	43–45	3	0,33	0,33	0,33	0,99
11	46–48	3	0,66	0,0	0,0	0,66
12	49–51	3	0,0	0,33	0,0	0,33
13	52–55	4	0,0	0,50	0,0	0,50
14	56–59	4	0,0	0,25	0,0	0,25
15	60–62	3	0,0	0,66	0,0	0,66
16	63–65	4	0,0	0,33	0,33	0,66
17	66–69	6	0,25	0,50	0,25	1,00
18	70–71	2	0,0	0,0	0,50	0,50
19	72–74	3	0,0	0,33	0,33	0,66
20	75–77	3	0,33	0,33	0,0	0,66
21	78–81	4	0,0	0,50	0,25	0,75
Summe			Σ = 1,82	Σ = 6,14	Σ = 4,73	ΣΣ = 12,69

Anmerkung: ZAVe = Zustandsaktionsverb emotional; ZAVk = Zustandsaktionsverb kognitiv.

Daraus ergeben sich folgenden Kennzahlen:

- $G^2/p.q = 2{,}556$
- $\Sigma A^2/q = 2{,}851$
- $\Sigma B^2/p = 3{,}018$
- $\Sigma\Sigma x^2 = 5{,}577$

Tabelle 63: Protokollanalyse eines Beispiels – Varianzanalyse ZV spezifisch

Q.d.V.	QS	df	σ^2	F
Faktor A	0,295	2	0,1475	2,606
Faktor B	0,462	20	0,0231	0,408
Residual	2,264	40	0,0566	

Beide Faktoren sind nicht signifikant. Die Kategorien der Zustandsverben differieren nicht signifikant in der Satz-/Segmentsequenz des Protokolls.

Differentielle Funktionalität der Verben

In diesen Ergebnissen zeigt sich die Satz-/Segmentfunktion der Verben (Semin & Fiedler, 1988) und die prozedurale Funktion der Verben. Das bedeutet:

- Verben repräsentieren eine explizite Funktionalität.
- Verben inkludieren zudem eine immanente, aber denknotwendig fundierte Reziprozität, nämlich:
  - die intraindividuelle Gültigkeit und Bedeutsamkeit ihrer expliziten Funktionalität und
  - die interindividuelle Gültigkeit und Bedeutsamkeit.

Intra- und interindividuelle Reziprozität aktiviert Erwartungen und ist in Erwartungen fundiert. Erwartungen sind in den Zustandsverben inkludiert. Kommunikation ist somit als eine intraindividuelle Sequenz von modellhaften Konzepten oder als interindividueller Austausch von modellhaften Konzepten und Erwartungen zu interpretieren.

Das Ergebnis dieser Studie exemplifiziert die differentielle Charakteristik von Zustandsverben und Aktionsverben. Top-Down und Bottom-Up sind Prozesse, die sich wechselseitig „ausschließen" und damit eine funktionelle Autonomie repräsentieren. Dieses Ergebnis bildet sich in den Protokollen ab – zwischen der Ebene der Zustandsverben und der Ebene der deskriptiven und interpretativen Aktionsverben.

Deskriptive Verben repräsentieren eine andere Funktionalität wie die Zustandsverben. Sie unterscheiden sich von interpretativen und von Zustandsverben. Sie fokussieren selektiv die Abbildung von Reizen und Reizänderungen. Interpretative Verben und Zustandsverben sind zudem prozedural antagonistisch.

Interpretative Verben und Zustandsverben unterscheiden sich nicht: Interpretative Verben inkludieren auch Merkmale der inneren Zustände und Prozesse, aber sind prozedural dennoch antagonistisch.

Diese Ergebnisse sprechen für eine differenzielle und fundamentale Funktion der Verben. Diese wird in den Analysen der Protokolle evident.

Das Phänomen der Verbkausalität ist auf Kriterien beziehbar, die von einem Verb impliziert werden (Semin & Marsman, 1994). Die Denknotwendigkeit der impliziten Merkmale kann durch den BUT-Test erfasst werden. McKoon & Ratcliff (1992) legen dar, dass die unmittelbare Verfügbarkeit einer impliziten Information auch deren funktionelle Explizitheit bestimmt. Implizite Kausalität ist jedoch eine Funktion linguistisch immanenter Merkmale und wird minimal von kontextuellen Informationen tangiert (Hartshorne, 2013 bzw. 2014), bestimmt aber ihrerseits die syntaktischen Relationen. Dieser Effekt entspricht der „Stelligkeit" eines Verbums (Walker & Yekovich, 1984). Die Stelligkeit eines Verbums kann auf konkrete W-Fragen bezogen (wer, was, wann, wo, warum, womit etc.) und damit identifiziert werden (Klix, 1988, 1992).

Daraus ergibt sich die Möglichkeit, dass Verben durch eine autonome immanente Struktur gekennzeichnet sind. Daraus ergibt sich aber weiters, dass sie ihrerseits die syntaktische und kontextuelle Struktur und die sozialen Prozesse beeinflussen.

5.6 Qualitative Inhaltsanalyse

In Tabelle 73 wird die folgende Vorgehensweise zur Inhaltsanalyse beispielhaft dargestellt:

1. Satz-/Segmentdefinition nach den bereits vorgestellten Regeln.
2. Episodendefinition nach den bereits vorgestellten Regeln. Die Episoden definieren dabei die für die qualitative Inhaltsanalyse relevanten Textpassagen.
3. Analyse der für die Fragestellung relevanten Konstrukte und Merkmale (diese können der Bottom-Up und Top-Down Analyse entnommen werden) auf Satz-/Segmentebene und Zusammenfassung derselben auf Episodenebene = Identifikation der Konstrukte/Merkmale und Mustererkennung (durch welche linguistischen Merkmale diese in der jeweiligen Passage abgebildet werden).
4. Abstrahieren der festgestellten Merkmale und Konstrukte zu einem übergeordneten Begriff oder einer zusammenfassenden Beschreibung je Episode = Kategorienbildung.
5. Weiterführende inhaltliche Analyse der zusammengehörigen Episoden.
6. Analyse der Geschichtengrammatik, Erfassen der Interdependenzen der Episoden und Analyse der Passagen.

Tabelle 64: Protokollanalyse eines Beispiels – Qualitative Inhaltsanalyse

Nr.	Satz/Segment	Episode Nr.	Identifizierte Konstrukte/ Merkmale	Inhaltsanalytische Abstraktion	Abstraktion	Geschichten-grammatik
1	Nachdem ich in dem Job eigentlich nie wirklich Fuß fassen konnte	1	Beschreibung Sit.; Erklärung emot. Zustand; negative Valenz; intraind. Konflikt/Ink. Modell (Zukunftsperspektive)	Entscheidungsprozess wird aufgrund einer aversiven Situation sowie der modellhaften Zukunftsperspektive aktiviert.	Einleitung – Beschreibung der Situation (emotional, situativ)	Einleitung
2	und die Unzufriedenheit rasch deutlich zugenommen hat,					
3	ahm, es mir wirklich schon nicht mehr gut gegangen ist,					
4	hab' ich mich irgendwann entscheiden					
5	müssen,					
6	wie es weitergeht.					
7	Einerseits hat mich mein Vater in die Firma gebracht,	2	intraind. Konflikt/Ink. (= Modell Werte Vater/Loyalität vs. eigener innerer Zustand); Modell; Beschreibung Situation; Beschreib. emot. Zustand aversiv	Loyalitätskonflikt	Loyalitätskonflikte; Beschreibung und Erklärung dieses; erste fehlgeschlagene Lösungsver-	
8	ahm, er auch mit seiner Person sozusagen für mich gebürgt,					
9	andererseits habe ich das Klima dann dort überhaupt nicht ausgehalten.					
10	Jetzt bin ich natürlich vor dem Konflikt gestanden,	3	Intraind. Konflikt/Ink.; Erklärung emot. Zustand/ intraind. Ink.; Modell (soziale Norm); Modell (über eigenes Verhalten), Modell (Verhaltenskonsequenz) vs. Beschreibung eigener emot. Zustand	Erklärung des intraind. Konfliktes; Netzwerk v. Modellen/Erwartungen und implizierte Konsequenzen vs. innerer aversiver Zustand		
11	dass ich einerseits natürlich nicht meinen Vater bloßstellen					
12	wollte,					
13	er hat mich ja auch gegen andere Bewerber durchgeboxt,					
14	wie schaut denn das aus					
15	wenn ich jetzt nach 5 Monaten wieder gehe?					
16	Andererseits war es so,					
17	dass ich jeden Tag ungerner hingegangen bin					
18	ja, sich in mir schon alles sträubte					
19	hinzugehen.					

20 21 22 23	Einige Zeit habe ich mir dann gedacht, ich muss es nur ein wenig aushalten, dann wird es schon besser werden.	4	Wiederholung (Perseveration) Modell (Emotionsregulation = Aushalten führt zu autonomer Lösung)	Beschreibung Modelles (autonome Lösung: Emotionsregulation durch Persistenz)	suche; Zuspitzung des emotionalen Zustandes/ intraind. Konfliktes	
24 25 26 27 28	Ich wollte auf keinen Fall meinem Vater gegenüber unloyal sein, ihn in eine schwierige Situation bringen, aber irgendwie ist es nie besser geworden, ich habe mich immer schlechter gefühlt.	5	intraind. Konflikt/Ink.; Beschreibung aversiver innerer Zustand; Modell (soziale Norm); Wunsch nach interind. Konsistenz Beschreibung Sit./emot. Zustand	Inkompatibilität Handlungsziel (Wunsch interind. Konsistenz) vs. Entwicklung der Situation (Zunahme d. aversiven emot. Zustand) = intraind. Konflikt/Ink. WÜNSCHEN vs. KÖNNEN		
29 30 31 32	Trotzdem konnte ich mich lange nicht aufraffen, ihm das zu sagen und dann zu kündigen, ich hatte auch etwas Angst vor seiner Reaktion.	6	Intraind. Inkons.; konditional verknüpft mit Modell interind. Inkonsistenz	intraind. Konflikt = Lageorientierung/Perseveration aufg. Erwartung/Befürchtung eines interind. Konfliktes intraind. Konflikt SOLLEN vs. KÖNNEN/WOLLEN		
33 34 35	Für mich wurde es immer schlimmer, ich hatte dann eines morgens auch wieder Panikattacken, die hatte ich schon seit Jahren nicht mehr gehabt.	7	Beschreibung Sit./emot. Zustand	Beschreibung der Zunahme der emotionalen Belastung		
36 37 38	Ich habe mich dann krankgemeldet, aber immer noch nicht den Mut aufgebracht, es meinem Vater zu sagen.	8	Beschreibung Verhalten, emot. Zustand; Modell (Verhalten-Reaktion d. Vaters)	intraindiv. Konflikt. KÖNNEN vs. SOLLEN Lösung durch Vermeidung		
39 40 41 42	Innerlich habe ich immer noch nach einer Lösung gesucht, wie ich das dort schaffen kann, ohne kündigen zu müssen.	9	Modell/Eventualitäten, intraind. Inkonsistenz	Entwicklung Problemlösungsansätze bezügl. intraind. Konflikt (Modell SOLLEN vs. KÖNNEN)		Entwicklung

43 44 45	Mein Vater kann manchmal auch richtig wütend sein, und er ist ein Karrieremensch.	10	Erklärung des intraind. Konfliktes, Beschreibung Modell innere Zustände des Vaters	Erklärung Grund Vermeidung des intraind. Konfliktes	
46 47 48	Für ihn ist die Firma alles. Schon als Kind hat er mir immer vorgelebt, dass die Firma an erster Stelle steht.	11	Modell (Prioritäten des Vaters)	Modell über innere Konsistenz/ Prioritäten des Vaters	
49 50 51	Erst wenn alles erledigt war, hat er sich Zeit für mich genommen, wenn er nicht zu müde war.	12	Beschreibung (autobiographische Situation)	Erklärung des Modelles des Vaters und seiner Prioritäten anhand autobioagraph. Bsp.	
52 53 54 55	Ich fühlte mich richtig schlecht und in der Zwickmühle, aber je mehr die Möglichkeiten dort durchgegangen bin, desto aussichtsloser wurde alles.	13	intraind. Konflikt; Beschreibung emot. Zustand Modelle (Möglichkeiten und deren Konsequenzen; Aussichtlosigkeit)	intraindividueller Konflikt Entwicklung Lösungsmodelle – Lageorientierung	Intensivierung der intraindividuellen Diskrepanzen. Konsekutive Prioritätenverschiebung
56 57 58 59	Ich konnte überhaupt nicht mehr schlafen, alles dreht sich nur mehr um den Gedanken: „Was soll ich tun?“	14	Beschreibung Verhalten und emot. Zustand Wiederholung/Perseveration	Wiederholung Perseveration und Beschreibung Resultat	
60 61 62	ich konnte überhaupt keine klaren Gedanken mehr fassen, und dann kam wieder eine Panikattacke usw.	15	Intraindiv. Inkonsistenz; Beschreibung Kognition und Situation	innere Inkonsistenz; Perseveration; Problem der Emotionsregulation ausgedrückt durch Panikattacke	
63 64 65	ich kam aus dem Strudel überhaupt nicht mehr raus und scheute mich vor dem Konflikt mit dem Vater, die Firma war mir total egal.	16	Perseveration; intraind. Inkonsistenz Modell (Intraind. Konflikt Vater); Beschreibung emot. Zustand	innere Inkonsistenz; Perseveration Modell eines interind. Konfliktes Prioritätennennung	
66 67 68 69	Irgendwann waren aber die Panikattacken und das schlechte Gefühl so groß, dass ich mir gedacht habe: „Schlimmer kann es nicht mehr werden“, und mir auch ein Konflikt mit dem Vater schon egal war.	17	Beschreibung emot. Zustand. Modell (Konfliktes); Modell (Egalität/Prioritäten)	Verschiebung der Prioritäten Antizipation einer Lösung wird ermöglicht durch Resignation/Egalisierung	

70	Ich wollte nur mehr,	18	Modell; Beschreibung Wunsch	Wollen/Wünschen - Distanzierung v. aversiver Situation		
71	dass ich irgendwie aus dieser Situation rauskomme.					
72	Ich hab' es ihm dann in einem Telefongespräch gesagt,	19	Beschreibung Verhalten; emot. Zustand;	Lösungsversuch	Problemlösung	
73	ich war irgendwie sogar richtig wütend auf ihn,					
74	obwohl er gar nichts dafür kann,					
75	naja … zu meiner Überraschung	20	Modell (Verhalten des Vaters); Beschreibung tatsächl. Verhalten d. Vaters	Intraind. Inkonsistenz bezügl. d. Modelles des VH d. Vaters vs. Faktizität (tatsächl. Verhalten)		
76	hat er gar nicht so arg reagiert,					
77	er hat es sich eh schon gedacht …					
78	Mir ist dann ein richtiger Stein vom Herzen gefallen,	21	Beschreibung emot. Zustand; Beschreibung Situation / Verhalten	Konfliktlösung und Emotionale Reaktion darauf (Erleichterung = Wiederherstellung innerer Konsistenz)	Auflösung des intraind. Konfliktes = Wiederherstellung der intraind. Konsistenz	Finale
79	war erleichtert,					
80	und der Rest war dann (…) überhaupt kein Thema mehr …					
81	(nach der Aussprache mit dem Vater).					

Zusammenfassung der Ergebnisse aus der qualitativen Inhaltsanalyse

Zusammenfassend ist die Einleitung durch eine Skizzierung der grundlegenden Themen gekennzeichnet (= Thematisierung der relevanten Themen). Der Einleitung folgt die Entwicklung, welche die genannten Themen konkretisiert (situativ und behavioral) und in deren Wechselbeziehungen darstellt. Im Finale wird eine Conclusio sowie eventuell die Rückbezüglichkeit auf die eigene Person und Schlussfolgerungen dargestellt.

In der Einleitung werden im Beispiel der in Folge zu beschreibende Entscheidungsprozess sowie die auslösenden Bedingungen skizziert. Darauffolgend wird die Entwicklung durch initiale Beschreibung und Erklärung des inneren Konfliktes, die Zuspitzung sowie deren Auswirkung auf den Protagonisten, fehlgeschlagene Lösungs-/Regulationsversuche (Lageorientierung/Perseveration) sowie die Prioritätenverschiebung beschrieben, welche dann die finale Problemlösung ermöglicht. Im Finale werden die Auswirkung sowie die Konsequenz der Problemlösung auf die eigene Person zusammengefasst.

Die Entwicklung ist geprägt durch einen ausgeprägten inneren Konflikt, welcher auch aufgrund der inneren Priorisierung nicht gelöst werden kann. Der innere Konflikt und die daraus resultierende emotionale Belastung drückt sich auch in Somatisierung aus, deren Regulation durch Aushalten nicht gelingt. Erst nach Intensivierung der Symptomatik erfolgt eine Verschiebung der Prioritäten, welche dann in weiterer Folge eine erfolgreiche Problemlösung ermöglicht. Nach erfolgter Problemlösung stellt sich innere Konsistenz und in deren Folge eine Reduktion der emotionalen Belastung ein.

6. Ausblick – Möglicher Einsatz der Sprachanalyse in klinischen Domänen

Hier werden exemplarisch das suizidale Risiko sowie die Negativsymptomatik der Schizophrenie erläutert und auf linguistische Merkmale differentiell bezogen. Die linguistischen Charakteristika weiterer psychischer Störungsbilder könnten Gegenstand weiterer Untersuchungen gemacht werden.

6.1 Das suizidale Risiko

Suizidale Tendenzen bilden sich auch sprachlich ab (Giernalczyk, 2003; Shneidman, 1999). Dem sprachlichen Repertoire sind

- Rollen,
- 1. Person Singular,
- 3. und 4. Person Singular,
- andere kommunikative Prozesse,
- symbolische Aspekte,
- abstrakte Bezeichnungen und Generalisierungen,
- das Wort „Liebe“,
- gedankliche Prozesse,
- Konkretisierungen,
- Ausprägungen aversiver Merkmale

zu entnehmen; eliminiert werden

- Affekte und
- emotionale Worte.

Personen mit geringem suizidalem Risiko verwenden

- abstrakte kognitive Merkmale,
- Kondition-Konsekution-Sequenzen,
- 1. Person Plural.

Eine „distanzierte“ Perspektive zur Suizidalität wird in Merkmalen der Wahrscheinlichkeit, in Verneinungen und Steigerungsformen abgebildet. Zudem wird „über“

- Gefühle,
- Zukunftsperspektiven,
- Emotionen,
- Wissenseinheiten,
- Beziehungen

gesprochen (Shapero, 2011).

Zu den inhaltsanalytischen Kategorien bei Jobes et al. (2004) zählen u. a.:

- Rückbezüglichkeit auf die eigene Person („ich bin ...),
- soziale Beziehungen (allein),
- Rollenverantwortlichkeit,
- aversive innere Zustände (mir geht es schlecht).

Depressive Personen mit suizidalen Merkmalen (Rohrer et al., 2006) verfügen über weniger spezifische Erinnerungen als depressive Personen ohne Suizidalität. Williams & Broadbent (1986) fanden bei Personen mit parasuizidalen Episoden verminderte spezifische Erinnerungen. Diese verminderte Spezifität betraf jedoch nur positiv valente Begriffe, nicht hingegen negativ valente Begriffe.

6.2 Negativsymptomatik der Schizophrenie

Ein grundlegendes Problem der Negativsymptomatik der Schizophrenie ist ein Defizit in der Verfügbarkeit von Prioritäten. Prioritäten bedingen Struktur. Prioritäten werden durch die Zurückweisung konkurrierender Alternativen gestiftet. Zurückweisung ist deren Inhibition.

Ohne Inhibition sind Prioritäten unmöglich; ohne Prioritäten existiert eine permanente simultane Gleichwahrscheinlichkeit sämtlicher Optionen und Alternativen.

Ohne Prioritäten können keine Ober/Unterbegriffsrelationen und keine funktionellen Zusammenhänge gestiftet werden; auch diese beruhen auf der Inhibition konkurrierender zwischenbegrifflicher Merkmale (Klix, 1992). Erinnerungen, Wahrnehmungen, affektive Zustände sind stets selektive Prozesse und damit Prioritäten zwischen konkurrierenden Optionen. Komparativrelationen (Absatz 24) und die darauf gegründete Entscheidung (Absatz 8) sind unabdingbar für Strukturen und strukturierte Prozesse.

Hoffmann et al. (1986) beziehen die Negativsymptomatik auf ein hierarchisches Prinzip. Kohärenz gründet sich auf eine Über- bzw. Unterordnungsrelation, die als eine „Baumstruktur" abbildbar ist. Bei Inkohärenz kann diese hierarchische Relation nicht realisiert bzw. rekonstruiert werden.

Mit diesen Konzeptionen wird das Grundprinzip der Negativsymptomatik der Schizophrenie erfasst: die simultane Äquivalenz oder Indifferenz sämtlicher Merkmale.

Die kennzeichnende Konjunktion dieses Phänomens ist das „und". Damit ergeben sich Berichte als Sequenzen von Details.

Zwischen den einzelnen Sätzen/Segmente können keine Relationen identifiziert oder mit Präsuppositionen integriert werden. Die Begriffe sind abstrakt (Absatz 15 und 16).

- Episoden können nicht zu Passagen verknüpft werden.
- Sätze/Segmente können nicht zu Episoden verknüpft werden.
- Begriffe können nicht zu Sätzen/Segmenten verknüpft werden.

Zusammenfassend kann die Negativsymptomatik als simultane Äquivalenz von Alternativen gekennzeichnet werden. Prioritäten, Bedingungszusammenhänge und begriffliche Hierarchien sind eher unterrepräsentiert.

Literatur

Atteneder, Ch. & Leibetseder, M. (2022a). BOTTOM-Up ANALYSE. Suchalgorithmus. Computerunterstützt. Unveröffentlichtes Manuskript.

Atteneder, Ch. & Leibetseder, M. (2021; 2022b). TOP DOWN. Präsuppositionen und Implikaturen in therapeutischen Dialogen. Unveröffentlichtes Manuskript.

Atteneder, Ch. & Leibetseder, M. (in Vorbereitung). Präsuppositionen und Implikaturen in therapeutischen Dialogen: Bottom-Up Analyse. Top-Down-Analyse.

Bortz, J. (1993). *Lehrbuch der Statistik*. Berlin, Heidelberg, New York: Springer Verlag. https://doi.org/10.1007/978-3-662-10034-9

Bortz, J., Lienert, G.A. & Boehnke, K. (1990). *Verteilungsfreie Methoden in der Biostatistik*. Berlin: Springer Verlag. https://doi.org/10.1007/978-3-662-22593-6

Bortz, J. & Schuster, Ch. (2010). *Statistik für Human- und Sozialwissenschaftler*. 7., vollständig überarbeitete Auflage. Berlin, Heidelberg, New York: Springer-Verlag. https://doi.org/10.1007/978-3-642-12770-0

Brinker, K. (2010). *Linguistische Textanalyse. Eine Einführung in die Grundbegriffe und Methoden*. Bearbeitet von Sandra Ausborn-Brinker. 7. Auflage. Berlin: Erich Schmidt Verlag.

Busse, D. (2009). *Semantik*. Paderborn: Wilhelm Fink. https://doi.org/10.36198/9783838532806

Casasanto, D. (2013). Development on Metaphorical Thinking: The Role of Language. In: M. Borkend, J. Hinnel & B. Dancygier (Hrsg.). *Language and the Creative Mind*. Stanford, CA: CSLI Pubications, 3–18.

Chomsky, N. (1995). *The Minimalist Program*. Cambridge, Massachusetts, London, England: The MIT Press.

Coenen, L. H. M., Hedebouw, L. & Semin, G.R. (2006). *The Linguistic Category Model. (LCM). Manual*. Version June 2006. https://www.yumpu.com/en/document/view/8333454/the-linguistic-category-model-communication-social-cognition-

Cohen, J. (1960). A Coefficient of Agreement for nominal Scales. *Educational and Psychological Measurement, 10*, 37–46. https://doi.org/10.1177/001316446002000104

Cohen, J. (1968). Weighted Kappa: Nominal Scale agreement with provision for Scaled disagreement of partial credit. *Psychological Bulletin, 70*, 213–220. https://doi.org/10.1037/h0026256

Dolscheid, S. & Casasanto, D. (2015). Spatial Congruity Effects Reveal Metaphoric Thinking, not Polarity Correspondence. *Frontiers in Psychology*, 6, 1–11. https://doi.org/10.3389/fpsyg.2015.01836

Döring, N. & Bortz, J. (2016). Datenanalyse. In: N. Döring & J. Bortz. *Forschungsmethoden und Evaluation in den Sozial- und Humanwissenschaften*. 5. vollständig überarbeitete, aktualisierte und erweiterte Auflage. Berlin: Springer Verlag, 597–784. https://doi.org/10.1007/978-3-642-41089-5_12

Druzdzel, M. J. (1989). Verbal Uncertainty Expressions: Literature Review. Technical Report, CMU-EPP-1990-03-02, Department of Engineering and Public Policy, Carnegie Mellon University, Pittsburgh, PA, May 1989, 1–12.

Dyer, M. G. (1982). In-Depth Understanding: A Computer Model of Integrated Processing for Narrative Comprehension. Research Report 219. Yale University of Computer Science. https://doi.org/10.7551/mitpress/3697.001.0001

Fiedler, K., Semin, G. & Finkenauer, C. (1994). Welchen Spielraum lässt die Sprache für die Attribution? In: F. Försterling & J. Stiensmeier-Pelster (Hrsg.). *Attributionstheorie*. Göttingen: Hogrefe Verlag, 27–54.

Fillmore, Ch. J. (2003). *Form and Meaning in Language. Volume 1. Papers on Semantic Roles*. Stanford, California: CSLI Publications.

Giernalczyk, Th. (2003). Einschätzung der Suizidalität im ambulanten Erstkontakt: Ein diagnostisch – therapeutischer Prozess. In: Th. Giernalczyk (Hrsg.). *Suizidgefahr – Verständnis und Hilfe*. Tübingen: dgvt-Verlag, 75–84

Grawe, K., Donati, R. & Bernauer, F. (1994). *Psychotherapie im Wandel. Von der Konfession zur Profession.* Göttingen: Hogrefe.

Hartshorne, J. K. (published online: 2013; bzw. 2014). What is implicit causality? *Language, Cognition and Neuroscience*, 29 (7), 804–824. https://doi.org/10.1080/01690965.2013.796396

Helbig, H. (2008). *Wissensverarbeitung und die Semantik der Natürlichen Sprache. Wissensrepräsentation mit MultiNet*. Berlin: Springer Verlag

Higgins, E.T. (1987). Self-Discrepancy: A Theory Relating Self and Affect. *Psychological Review*, 94, 319–340. https://doi.org/10.1037/0033-295X.94.3.319

Hoffmann, J. (1983). *Das aktive Gedächtnis.* Berlin: Springer Verlag. https://doi.org/10.1007/978-3-642-68841-6

Hoffmann, R. E., Stopek, S. & Andreasen, N. C. (1986). A Comparative Study of Manic vs Schizophrenic Speech Disorganization. *Archives of General Psychiatry*, 43, 831–838. https://doi.org/10.1001/archpsyc.1986.01800090017003

Ijzerman, H. & Semin, G. R. (2009). The Thermometer of Social Relations: Mapping Social Proximity in Themperature. *Psychological Science*, 20, 1214–220. https://doi.org/10.1111/j.1467-9280.2009.02434.x

Jobes, D. A., Nelson, K. N., Peterson, E. M., Pentiuc, D., Downing, V., Francini, K. & Kiernan, A. (2004). Describing Suicidality: An Investigation of Qualitative SSF Responses. *Suicide an Life-Threatening Behavior*, 34, 99–112. https://doi.org/10.1521/suli.34.2.99.32788

Joshi, A. K. & Weischedel, R. (1977). Presupposition and Entailment. *American Journal of Computational Linguistics, Microfiche 63,* 2–54.

Kafka, G. (1950). Über die Uraffekte. *Acta Psychologica,* VII, 256–278. https://doi.org/10.1016/0001-6918(50)90018-7

Kahneman, D. & Tversky, A. (1982). Variants of Uncertainty. *Cognition*, 11, 143–157. https://doi.org/10.1016/0010-0277(82)90023-3

Kintsch, W. (1988). The Role of Knowledge in Discourse Comprehension: A Construction-Integration Model. *Psychological Review*, 95, 163–182. https://doi.org/10.1037/0033-295X.95.2.163

Kintsch, W. (1998). *Comprehension. A Paradigma For Cognition*. Cambridge: Cambridge University Press.

Kintsch, W. & van Dijk, T. A. (1978). Towards a model of text comprehension and production. *Psychological Review,* 85, 363–394. https://doi.org/10.1037/0033-295X.85.5.363

Klix, F. (1988). Gedächtnis und Wissen. In: H. Mandl & H. Spada (Hrsg.). *Wissenspsychologie.* München: Psychologie Verlags Union, 19–54.

Klix, F. (1989). Über Emotion und Kognition in evolutionsgeschichtlicher Betrachtung und aktualgenetischer Prüfung. In: E. Roth (Hrsg.). *Denken und Fühlen.* Berlin: Springer Verlag, 17–35. https://doi.org/10.1007/978-3-642-75304-6_3

Klix, F. (1992). *Die Natur des Verstandes.* Göttingen, Bern, Toronto, Seattle: Hogrefe-Verlag.

Klix, F. & Krause, B. (1969). Zur Definition des Begriffs ‚Struktur', seiner Eigenschaften und Darstellungsmöglichkeiten in der Experimentalpsychologie. *Zeitschrift für Psychologie*, 176, 22–54.

Krause, B. & Metzler, P. (1983). *Angewandte Statistik*. Berlin: VEB Deutscher Verlag der Wissenschaften.

Kuckartz, U. & Rädiker S. (2022). *Qualitative Inhaltsanalyse. Methoden, Praxis, Computerunterstützung.* Weinheim: Beltz Juventa

Kuhl, J. (1983). *Motivation, Konflikt und Handlungskontrolle.* Heidelberg: Springer. https://doi.org/10.1007/978-3-642-69098-3

Landis, J. R., & Koch, G. G. (1977). The Measurement of Observer Agreement for Categorical Data. *Biometrics, 33,* 159–174. https://doi.org/10.2307/2529310

Langer, H. (2004). Syntax und Parsing. In: K.-U. Carstensen, Ch. Ebert, C. Enderiss, S. Jedkat, R. Klabunde & H. Langer (Hrsg.). *Computerlinguistik und Sprachtechnologie. Eine Einführung.* München: Elsevier, Spektrum Akademischer Verlag, 232–275.

Lauterbach, W. (2001). Cognitive Inconsistency Assessment of Intrapersonal conflict: Theory, Methodology, and Results. *Arbeiten aus dem Institut für Psychologie.* Frankfurt am Main: Johann Wolfgang-Goethe-Universität.

Leibetseder, M. (2001). Selbstreflexion: Lernen durch Einsicht in eigene psychische Funktionen. Ein sprachanalytischer Ansatz. *Integrative Therapie* 1–2/2001, 173–190.

Leibetseder, M. (2018). Einstellungen und Entscheidungen. In: M. Leibetseder (Hrsg.). Grundlagenbuch Verhaltenstherapie. Lengerich: Pabst Science Publishers, 49–88.

Leibetseder, M. (2019; 2022a). Entscheidungsbaum (überarbeitete und gekürzte Version). Unveröffentlichtes Manuskript.

Leibetseder, M. (2022b). Protollanalysen und Prozessanalysen (II). Statistische Konzepte der Auswertung. In: M. Leibetseder & K. Pazooki (Hrsg.). *Identität – Protokolle der Existenz.* Chisinau: Akademiker Verlag, 338–357.

Leibetseder, M. (2023a). Protokollanalysen. Explizite und/oder implizite Identität? Implikaturen des Entscheidens. In: M. Leibetseder & K. Pazooki (Hrsg.). *Das wahre Ich. Implizite vs. explizite Identität.* London: Akademiker Verlag, 51–69.

Leibetseder, M. (2023b). Sprachliche Charakteristiken zur Erfassung der psychischen Verletzungen. In: M. Leibetseder & K. Pazooki (Hrsg.). *Das wahre Ich. Implizite vs. explizite Identität.* London: Akademiker Verlag, 96–104.

Leibetseder, M. (Manuskript in Vorbereitung). Identität – die Operationalisierung von Identität und Entscheidung.

Leibetseder, M. & Atteneder, Ch. (2021). Identität. Innerer Diskurs zwischen Vergangenheit, Gegenwart und Zukunft. Unveröffentlichtes Manuskript.

Leibetseder, M. & Fink, A (2012). Skinner und das Unbewusste – oder: Eine sprachanalytische Operationalisierung des Klärungskonzeptes von Grawe. *Integrative Therapie,* 38, 1–25.

Leibetseder, M., Klien, H.-J. & Fink, A. (2016). Individuelle Schemata und Regeln eines sozialen Systems. *Resonanzen, E-Journal für Biopsychosoziale Dialoge in Psychotherapie, Supervision und Beratung,* 4, 1–14. https://www.resonanzen-journal.org/index.php/resonanzen/article/view/381/331

Leibetseder, M. & Pazooki, K. (2022). Identität – ein Modell der interindividuellen Diskurse. In: M. Leibetseder & K. Pazooki (Hrsg.). *Identität – Protokolle der Existenz.* Chisinau: Akademiker Verlag, 73–96.

Leibetseder, M. & Wedenig, G. (2006). Ein inhaltsanalytisches Schema zur Codierung von Protokollen über autobiographische Erinnerungen. In: B. Gula, R. Alexandrovicz, S. Strauß, E. Brunner, B. Jenull-Schiefer, O. Vitouch (Hrsg.). *Proceedings zur 7. Wissenschaftlichen Tagung der Österreichischen Gesellschaft für Psychologie.* Lengerich: Pabst Verlag, 515–524.

Lichtenstein, S. & Newman, J.R. (1967). Empirical scaling of common verbal phrases associated with numerical probabilities. *Psychonomic Science*, 9, 563–564. https://doi.org/10.3758/BF03327890

Lienert, G.A. (1978). *Verteilungsfreie Methoden in der Biostatistik. Band II.* Meisenheim am Glan: Verlag Anton Hain.

Linke, A., Nussbaumer, M. & Portmann, P. R. (2004). *Studienbuch Linguistik.* 5. erweiterte Auflage. Tübingen: Max Niemeyer Verlag. https://doi.org/10.1515/9783110914825

Lucius-Hoene, G. & Deppermann, A. (2004). *Rekonstruktion narrativer Identität.* Wiesbaden: Verlag für Sozialwissenschaften.

Mandler, J. M. (1978). A Code in the Node: The Use of a Story Schema in Retrieval. *Discourse Processes,* 1, 14–35. https://doi.org/10.1080/01638537809544426

Mandler, J. M. & Johnson, N. S. (1977). Remembrance of Things Parsed: Story Structure and Recall. *Cognitive Psychology,* 99, 111–151. https://doi.org/10.1016/0010-0285(77)90006-8

Marslen-Wilson, W. D. & Welsh, A. (1978). Processing Interactions and Lexical Access during Word Recognition in Continuous Speech. *Cognitive Psychology*, 10, 29–63. https://doi.org/10.1016/0010-0285(78)90018-X

Mayer, J. D., Salovey, P., & Caruso, D. (2000). Models of Emotional Intelligence. In: R. J. Sternberg (Hrsg.). *Handbook of Intelligence*. Cambridge: Cambridge University Press, 396–420. https://doi.org/10.1017/CBO9780511807947.019

Mayring, Ph. (2022). *Qualitative Inhaltsanalyse. Grundlagen und Techniken*. 13., überarbeitete Auflage. Weinheim, Basel: Beltz Verlag.

McKoon, G. & Ratcliff, R. (1992). Inference During Reading. *Psychological Review,* 99, 440–446. https://doi.org/10.1037/0033-295X.99.3.440

Mergenthaler, E. (1996). Computer-Assisted Content Analysis. In: C. Züll, J. Harkness, & J. H. P. Hoffmeyer-Zlotnik (Hrsg.). *Text analysis and computers*. Mannheim: Zentrum für Umfragen, Methoden und Analysen ZUMA, 3–32. https://nbn-resolving.org/urn:nbn:de:0168-ssoar-49743-6

Mueller, E. T. (1987). Daydreaming and Computation: A Computer Model of Everyday Creativity, Learning, and Emotions in the Humans Stream of Thought. Technical Report UCLA-AI-87-8. Los Angeles, University of California, Dissertation for the Degree of Doctor of Philosophy in Computer Science.

Omanson, R. (1982). An Analysis of Narratives. Identifying Central, Supportive, and Distracting Content. *Discourse Processes, 5,* 195–224. https://doi.org/10.1080/01638538209544543

Öttl, M. & Kleiter, G.D. (1979). Individual goals, plans, and future time perspectives. In: D. Rüdiger & M. Perrez (Hrsg). *Anthropologische Aspekte der Psychologie. Festschrift für Wilhelm Josef Revers*. Salzburg: Otto Müller Verlag, 41–50.

Plessen, U. (1982). *Verlaufs- und Erfolgskontrolle im psychotherapeutischen Prozess*. Göttingen: Verlag für Psychologie Hogrefe.

Pfister, H.-R., Jungermann, H. & Fischer, K. (2017). *Die Psychologie der Entscheidung.* Heidelberg: Spektrum Akademischer Verlag. https://doi.org/10.1007/978-3-662-53038-2

Popping, R. (2000). *Computer-assisted Text Analysis*. London: Sage Publications. https://doi.org/10.4135/9781849208741

Rau, L. F. & Jacobs, P.-J. (1988). Integrating Top-Down and Bottom-Up Strategies in a Text Processing System. In: *Proceedings of the Second Conference on Applied Natural Language Processing.* Austin, Texas: Association for Computational Linguistics, 129–135. https://doi.org/10.3115/974235.974259

Reyna, V. F. (1981). The language of possibility and probability: Effects of negation on meaning. *Memory and Cognition*, 9, 642–650. https://doi.org/10.3758/BF03202359

Rohrer, R. R., Mackinger, H. F., Fartacek, R. R. & Leibetseder, M. M. (2006). Suicide attempts: Patients with and without an affective disorder show impaired autobiographical memory specificity. *Cognition and Emotion*, 20, 516–526. https://doi.org/10.1080/02699930500342449

Schank, R. C. (1972). Conceptual Dependency: A theory of Natural Language Understanding. *Cognitive Psychology, 3,* 552–631. https://doi.org/10.1016/0010-0285(72)90022-9

Schank, R. C. (1975). *Conceptual Information Processing.* Amsterdam: Elsevier.

Schank, R. C. (2000). *Tell Me A Story*. Evanston: Northwestern University Press.

Schank, R. & Abelson, R. (1977). *Scripts Plans Goals and Understanding.* Hillsdale, New Jersey: Lawrence Erlbaum.

Scherer, K. R. (1984). On the nature and function of emotion: A component process approach. In: K. R. Scherer & P. Ekman (Hrsg.). *Approaches to emotion.* Hillsdale: Lawrence Erlbaum, 293–317.

Schiehlen, M. & Klabunde, R. (2004). Semantik. In: K.-U. Carstensen, Ch. Ebert, C. Ende月riss, S. Jedkat, R. Klabunde & H. Langer (Hrsg.). *Computerlinguistik und Sprachtechnologie. Eine Einführung.* München: Elsevier, Spektrum Akademischer Verlag, 276–332.

Semin, G. R. & Fiedler, K. (1988). The Cognitive Functions of Linguistic Categories Describing Persons: Social Cognition and Language. *Journal of Personality and Social Psychology*, 54, 558–568. https://doi.org/10.1037/0022-3514.54.4.558

Semin, G. R. & Marsman, J.G. (1994). „Multiple Inference-Inviting Properties" of Interpersonal Verbs: Event Instigation, Dispositional Inference, and Implicit Causality. *Journal of Personality and Social Psychology*, 67, 836–849. https://doi.org/10.1037/0022-3514.67.5.836

Shapero, J. J. (2011). The Language of Suicide Notes. A Thesis Submitted to the University of Birmingham for the Degree of Doctor of Philosophy. Department of English, The University of Birmingham. https://etheses.bham.ac.uk/id/eprint/1525/.

Shine, L. C. (1973). A multi-way analysis of variance for single-subject designs. *Educational and Psychological Measurement,* 33, 633–636. https://doi.org/10.1177/001316447303300312

Shine, L. C. & Bower, S. M. (1971). A One-Way Analysis of Variance for Single-Subject Designs. *Educational and Psychological Measurement*, 31, 105–113. https://doi.org/10.1177/001316447103100108

Shneidman, E.S. (1999). Lives and Deaths. In: A.A. Leenaars (Hrsg.). *Selections from the Works of E.S. Shneidman.* Philadelphia: Taylor and Francis Group, 303–310.

Stalnaker, R. C. (1999). *Context and Content. Essays on Intentionality in Speech and Thought.* Oxford: University Press. https://doi.org/10.1093/0198237073.001.0001

Sternberg, R. J. (1998). A Balance Theory of Wisdom. *Review of General Psychology*, 2, 347–365. https://doi.org/10.1037/1089-2680.2.4.347

Sternberg, R. J. (2000). Intelligence and wisdom. In: R. J. Sternberg (Hrsg.). *Handbook of Intelligence*. Cambridge: Cambridge University Press, 631–649. https://doi.org/10.1017/CBO9780511807947.029

Strube, G. & Herrmann, T. (2006). Sprechen und Sprachverstehen. In: H. Spada (Hrsg.). *Lehrbuch Allgemeine Psychologie.* Bern: Verlag Hans Huber, 277–342.

Van Dijk, T. A. (1980). *Macrostructures. An Interdisciplinary Study of Global Structures in Discourse, Interaction, and Cognition.* Hillsdale, New Jersey: Lawrence Erlbaum.

Von Polenz, P. (2008). *Deutsche Satzsemantik*. 3. unveränderte Auflage. Berlin, New York: Walter de Gruyter. https://doi.org/10.1515/9783110969832

Walker, C. H. & Yekovich, F. R. (1984). Script-Based Inferences: Effects of Text and Knowledge Variables on Recognition Memory. *Journal of Verbal Learning and Verbal Behavior*, 23, 357–370. https://doi.org/10.1016/S0022-5371(84)90248-2

Wallbott, H. G. & Ricci-Bitti, P. (1993). Decoder's processing of emotional facial expression – a top-down or bottom-up mechanism. *European Journal of Social Psychology,* 23, 427–443. https://doi.org/10.1002/ejsp.2420230408

Wedenig, G. (2006). Beitrag zur Systematik der Inhaltsanalyse – Erprobung eines inhaltsanalytischen Kodierleitfadens zur Auswertung von Emotionstexten. Unveröffentlichte Diplomarbeit, Alpen-Adria-Universität, Klagenfurt.

Wilensky, R. (1978a). A conceptual analysis of the verbs need and want. *Cognitive Science*, 2, 391–396. https://doi.org/10.1207/s15516709cog0204_5

Wilensky, R. (1978b). Understanding Goal-Based Stories. Research Report 140. Yale University, Department of Computer Science.

Williams, M. J. G. & Broadbent, K. (1986). Autobiographical Memory in Suicide Attempters. *Journal of Abnormal Psychology*, 95, 144–149. https://doi.org/10.1037/0021-843X.95.2.144

Wirtz, M. & Caspar, F. (2002). *Beurteilerübereinstimmung und Beurteilerreliabilität*. Göttingen, Bern, Toronto, Seattle: Hogrefe Verlag für Psychologie.

Wittgenstein, L. (1975). *Philosophische Untersuchungen*. Frankfurt am Main: Suhrkamp Verlag.

Wittgenstein, L. (1988). *Tractatus Logico-Philosophicus*. Frankfurt am Main: Suhrkamp Verlag.

Tabellenverzeichnis

Psychotherapiewissenschaft in Forschung, Profession und Kultur

BAND 44

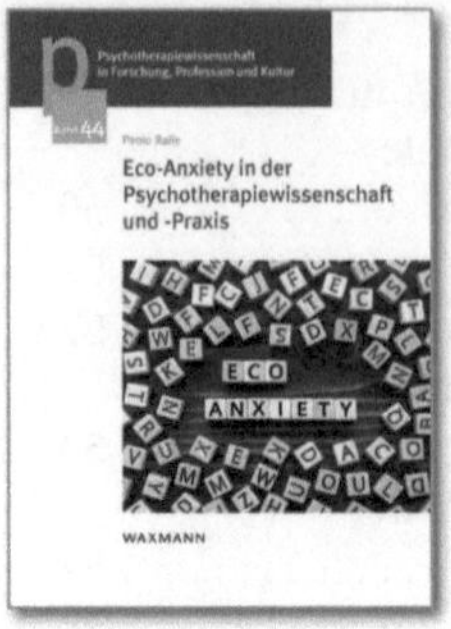

Paolo Raile

Eco-Anxiety in der Psychotherapiewissenschaft und -Praxis

2024, 328 Seiten, br., 37,90 €, ISBN 978-3-8309-4824-7
E-Book: 33,99 €, ISBN 978-3-8309-9824-2

Eco-Anxiety, die Angst vor den klimatischen Veränderungen und deren Konsequenzen, besteht in zahlreichen Ausprägungen. Sie ist nicht per se psychopathologisch, kann aber bei zunehmender Intensität die Lebensqualität deutlich beeinträchtigen. In diesem Buch arbeitet der Autor das Phänomen Eco-Anxiety anhand der aktuellen Fachliteratur, Auszügen aus der populären Literatur sowie aus Social Media auf, um anschließend die psychotherapeutischen Behandlungsmöglichkeiten auszuloten. Aus der Sicht von 13 psychotherapeutischen Ansätzen werden unterschiedliche Interpretationen, Zugänge und Interventionen in der Form von Falldarstellungen praxisnah vorgestellt. Abschließend werden einige Wirkfaktoren aus den verschiedenen Zugängen herauskristallisiert und zusammengefasst.

BAND 46

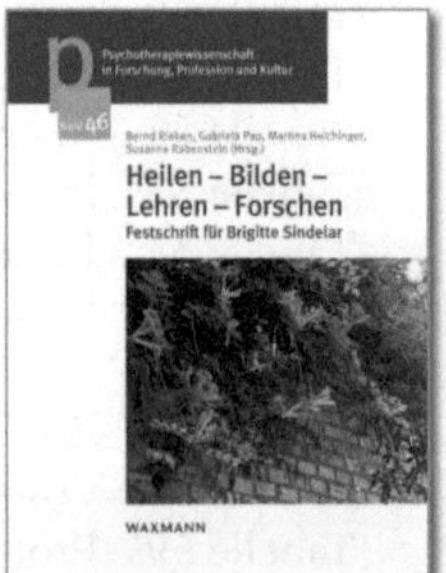

Bernd Rieken, Gabriela Pap, Martina Heichinger,
Susanne Rabenstein (Hrsg.)

Heilen – Bilden – Lehren – Forschen

Festschrift für Brigitte Sindelar

2025, 228 Seiten, geb., 34,90 €, ISBN 978-3-8309-4934-3
E-Book: 30,99 €, ISBN 978-3-8309-9934-8

„Heilen – Bilden – Lehren – Forschen“: Dieser Titel verweist auf den Sammelband „Heilen und Bilden“ von Alfred Adler und Carl Furtmüller (1914). Er drückt aus, dass die Adler’sche Lehre nicht nur eine Psychotherapieschule ist („Heilen“), sondern seit Anbeginn auch erzieherisch tätig sein möchte und auf eine umfassende Breitenwirkung abzielt („Bilden“). Ähnlich verhält es sich mit Brigitte Sindelar. Nach ihrem Studium an der Universität Wien war sie Jahrzehnte an der (späteren) psychiatrischen Klinik des Kindes- und Jugendalters im Allgemeinen Krankenhaus der Gemeinde Wien tätig, an dem sie auch lehrte, bis sie sich nach Abschluss ihrer Ausbildung zur individualpsychologischen Psychotherapeutin in eigener Praxis niederließ, aus der mit der Zeit mehrere „Sindelar Center“ wurden. Darüber hinaus war sie Vortragende im Bereich der Kinder- und Jugendlichenpsychotherapie sowie Vizerektorin für Forschung und im Leitungsteam des Fachspezifikums Individualpsychologie an der Sigmund-Freud-Privatuniversität. In Anbetracht ihrer vielfältigen Leistungen möchten die Autorinnen und Autoren mit dieser Festschrift Brigitte Sindelar ihren Dank und ihre Anerkennung aussprechen.

WAXMANN www.waxmann.com | info@waxmann.com